糖尿病専門医だから知っている

アルツハイマー病にならない習慣

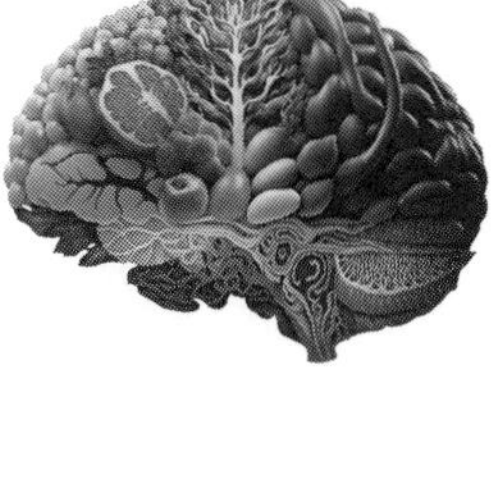

AGE 牧田クリニック院長
牧田善二

フォレスト出版

はじめに　がんより怖い不治の病に勝つ方法

高齢者の5人に1人が認知症という衝撃

「最も罹《かか》りたくない病気はなんですか？」

こう問われたら、あなたはどう答えるでしょう。

医者である私は、日本人の死因第1位である「がん」が圧倒的に多いのだろうと思っていました。

ところが、実際にある生命保険会社が行なったアンケートを見ると、第2位の「がん」を大きく引き離し、「認知症」がトップに立っているではありませんか。みんな、**「認知症にだけはなりたくない」**と考えているのです。

せっかく100歳まで生きられる時代になったのに、「認知症になるのが怖いから長生きしたくない」と言う人もいるくらいです。

それほど多くの人が認知症に罹りたくないと思っているにもかかわらず、依然として認知症患者は増え続けており、厚生労働省は2025年に700万人を超えるという推計値を出しています。なんと、**高齢者の5人に1人が認知症になる**計算です。

一方で、がんは一生のうち2人に1人が罹患《りかん》すると言われています。がんのほうが罹患率は高いけれど、それよりも認知症が恐れられているのは、「不治の病」だからでしょう。

今や、がんは早期発見・早期治療すれば治る時代で、多くの人がそれを知っています。あなたの周りにも、すっかりがんを克服して普通に生活している人がいるはずです。

では、認知症はどうでしょう。「治ったという人など聞いたことがない」のではありませんか。

あの人ちょっとおかしいなと思っていたら、徐々に物忘れの症状がひどくなって、ついに施設に入ったとか、亡くなったという話を聞いた……。残念ながら、これが認知症という病気の現実です。

アルツハイマー病で苦しむ人が激増する

認知症の中でも、とくに多いのが本書で扱うアルツハイマー型認知症です。一般的には、「アルツハイマー病」と呼ばれていますね。アルツハイマー病は、日本人の認知症の半分以上を占めており、かつ、徘徊《はいかい》などによって家族や周囲の人たちをも混乱に陥れるやっかいな病気です。

アルツハイマー病によって苦しめられる人は患者本人に留まらないわけで、今後も、増加の一途をたどることで社会的にも大きな問題となることは明らかです。

そうした背景もあって、アルツハイマー病にかかわる薬の開発が進められているものの、せいぜい進行を遅らせるというレベルです。

それもそのはず、一度変化してしまった脳は元通りにはなりません。どんなに素晴らしい薬が開発されたとしても、進行を少しでも止めるのが精一杯です。

これが、ほかの臓器の病気であれば、移植という方法もあるでしょう。しかし、脳だけは移植不可能。

となれば、なんとかアルツハイマー病にならないように予防ができないか、あるいは早期に手を打って食い止めることができないかと考えるでしょう。

しかしながら、「アルツハイマー病は防ぎようがない」と言われてきたことが、さらに私たちを絶望的な気持ちにさせてきました。がんなら、正しい検査を受ければ早期発見することができるのに、アルツハイマー病ではそれもできない。ただ恐れているしかなかったのです。

私は、こうした状況から多くの人を解放したくて本書を書くことに決めました。

これまで、一般人に向けたアルツハイマー病に関する本は、山ほど出版されてきました。そこには、発症のメカニズムや症状について詳しく書かれていても、読者が一番知りたいことは抜け落ちていました。すなわち、なんとか予防できないか、早期に見つけて手が打てないかという切なる願いに対する答えはありませんでした。

アルツハイマー病を予防する方法はある！

しかし私は、**「アルツハイマー病は予防できる」**、**「グレーゾーンなら元の状態に戻せる」**という確信を持っています。実際に、自分の患者さんたちをアルツハイマー病の淵から救ってきた多くの実体験があるからです。

とはいえ、私は認知症を扱う専門医ではなく、銀座でクリニックを構える糖尿病専門医です。そして、だからこそアルツハイマー病を予防する方法をよく理解していると言っても過言ではありません。

詳しくは後述しますが、アルツハイマー病は糖尿病と深くリンクしており、専門家の間では**「アルツハイマー病は３型糖尿病」**という認識が広まりつつあります。要するに、**アルツハイマー病を予防する上では、糖尿病に関する深い知見が必要不可欠な**のです。

また、糖尿病に罹るとアルツハイマー病のリスクが倍増することも明らかになっています。そのため私は、自分の患者さんを守るべく、ある検査を推奨し、その結果に応じてさまざまな予防アドバイスを行なってきました。これにより、アルツハイマー病のグレーゾーンにいた人も悪化することなく、普段通りの生活を送り続けることができています。

そもそもグレーゾーンとはどういうものなのか、そこでなにをすればいいのか。日頃の生活でどんなことに気をつけるべきなのか。なにかサインが出ているとしたら、どうキャッチしたらいいのか。

こうしたことについて、日頃から患者さんにアドバイスしているのと同じように、これからわかりやすく述べていくつもりです。

もちろん、その方法は糖尿病ではない人にも共通してあてはまります。年齢も置かれた状況も問わず、アルツハイマー病に不安を抱く人なら、誰でも活用できます。

本書を読んでいただければ、もう大丈夫です。アルツハイマー病とは無縁の人生を、どうか心の底から謳歌《おうか》してください。

糖尿病専門医だから知っている

アルツハイマー病にならない習慣

目次

第2章 アルツハイマー病は「脳の糖尿病」 43

第3章 脳を萎縮させる12の原因

第4章　今からでも間に合うアルツハイマー病予防対策

第5章 事例多数! アルツハイマー病予防治療の劇的効果 145

装丁　井上新八
本文・図版デザイン　二神さやか
編集協力　中村富美枝
ＤＴＰ　株式会社キャップス

第1章

アルツハイマー病が治るという真っ赤な嘘

がんより深刻なアルツハイマー病

大手メーカーから子会社に移り、70歳まで頑張って働いたある男性は、退職金とこれまでの蓄えを使って、同い年の妻と2人でのんびりとした老後生活を送るつもりでした。

しかし、「さあ、これから旅行でも楽しもう」というときに、妻のアルツハイマー病が発覚し、たいへんなショックを受けています。

妻は、男性が退職する以前から忘れっぽくなっていて、すでに予定を伝えてあるにもかかわらず、「今日は遅くなるの？」などと聞いてくることがよくありました。男性は、それを単なる加齢現象だろうと軽く捉えていたのですが、勤めを辞めて、家にいる時間が増えると、深刻な状態に気付くことになります。

妻は料理をつくるのにやたらと時間がかかり、しかも、その味がおかしいのです。でも、本人は気にする様子もありません。また、革靴を服と一緒に洗濯機に入れて回したり、汚れた食器を洗わずに棚にしまったりという、以前だったらあり得ないミスが目立つようになりました。

そんなあるとき、妻は近所のスーパーに買い物に出て道に迷い「どこにいるのかわからなくなった」と電話をかけてきたのです。

これは大変なことになったと病院に連れて行くと、アルツハイマー病の診断が下されました。しかも、思いのほか進行しており、医師にはこれからもっと重い症状が出てくるだろうと言われてしまいました。

男性は今、独立して離れて暮らす子どもたちと連絡を取り合い、妻をどのような形で介護していくか真剣に話し合っているところです。

非常に気の毒な状況ではありますが、それでもまだ、子どもたちの助けが得られるだけ恵まれていると言えるかもしれません。

現実には、夫婦のどちらかがアルツハイマー病に侵《おか》され、高齢の配偶者が1人で途方に暮れているケースも多いのです。

次ページにあるのは、太陽生命保険株式会社が行なった意識調査の結果です。

「自身が最もなりたくない病気は？」に対する回答
（全国20～70代の2,472名を対象にしたインターネット調査）

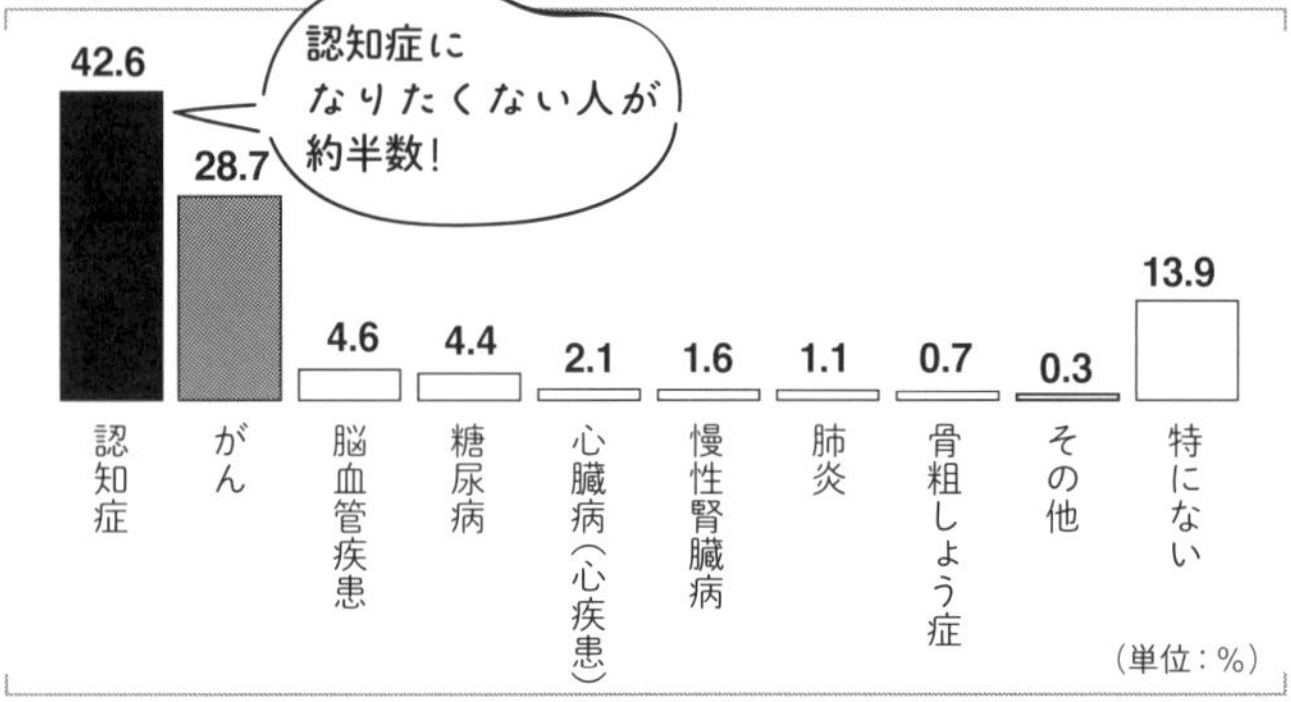

	男性 50~59歳	男性 60~69歳	男性 70~79歳	女性 50~59歳	女性 60~69歳	女性 70~79歳
認知症	**37.9**	**47.6**	**51.0**	**51.0**	**51.0**	**49.0**
がん	**25.7**	**22.3**	**32.5**	**21.8**	**24.3**	**28.6**
脳血管疾患	5.8	4.4	3.9	9.7	4.9	8.7
糖尿病	4.4	4.4	3.4	2.4	2.9	1.9
慢性肝臓病	2.4	1.5	0.5	0.5	2.9	1.0
心臓病(心疾患)	2.9	3.9	2.4	1.5	1.5	2.4
骨粗しょう症	0.5	0.0	0.0	1.0	1.0	1.0
肺炎	1.5	1.5	1.9	0.5	2.4	1.5
その他	0.0	0.0	0.0	0.5	1.0	1.0
特にない	18.9	14.6	4.4	11.2	8.3	4.9

※50代以上のデータを抜粋。　（単位：％）

［出典］太陽生命保険株式会社「認知症の予防に関する意識調査」掲載内容を基に作成。

人々が、いかに認知症を恐れているかが一目でわかるでしょう。とくに、年齢が上がるほど、その傾向が顕著になります。

こうした結果には、人生100年時代の到来も大きく関わっていることでしょう。長い老後を、ずっとボケずにいる自信など、きっと誰にもないのです。

100歳まで長生きできるのは嬉《うれ》しいけれど、それは頭がしっかりしていればこその話。認知症と共に老後を過ごすのは生やさしいものではありません。

ところが、厚生労働省がまとめている数字を見ると、80歳を超えると認知症の有病率は2割を超えてしまいます。さらに90歳以上になると、男性では42・4％が、女性では71・8％が認知機能に問題を抱えているというのです。

これでは、なんのための長生きなのかわかりません。いったい、どうしてこんなことになってしまうのでしょう。

認知症のなかで最も多いアルツハイマー病

認知症は、成人以降に発症し、知的機能に障害が生じる後天的な病気です。70歳以上の高齢者では、がんに次いで多い病気と言われており、世界中とくにアジア地域で激増しています。

厚生労働省の定義では、**認知症は「脳の病気や障害など、さまざまな原因により、認知機能が低下し、日常生活全般に支障が出てくる状態」**となっています。

ここに「さまざまな原因」とあるように、認知症はその原因によって大きく以下の4つのタイプに分かれます。

◎**長い年月をかけて脳が変性していく「アルツハイマー型認知症」**。

◎**脳梗塞《のうこうそく》や脳出血などの疾患に付随《ふずい》して生じる「血管性認知症」**。

◎脳内にレビー小体というタンパク質が蓄積されることが原因の「レビー小体型認知症」。

◎前頭葉や側頭葉が萎縮《いしゅく》して起きる「前頭側頭型認知症」。

なかでも圧倒的に多いのが、アルツハイマー型認知症、つまり本書のテーマであるアルツハイマー病です。

アルツハイマー病を初めて発見したのは、ドイツの精神科医アロイス・アルツハイマー氏です。彼が診察した51歳の女性は、記憶障害のほか、夫が浮気をしていると思い込む嫉妬《しっと》妄想などがありました。その女性の死後、脳を解剖し顕微鏡で見てみると、老人斑というシミや神経の変化などが見つかったことから、学会で報告したのです。

それが1907年のことですから、アルツハイマー病は決して新しい病気ではありません。しかし、過去においては珍しい病気の1つでした。

それが近年、高齢化社会とも相まって激増し、社会問題になっているわけです。

アルツハイマー病は20年も前から始まっている

私自身もそうでしたが、50歳を過ぎたあたりから、誰でも物忘れが増えてきます。

「顔は浮かんでいるのに、あの人の名前はなんだっけ?」

「なにをやろうとして、この部屋に来たんだっけ?」

「さっきまで持っていたメモ、どこに置いたんだっけ?」

こんなことで慌《あわ》てたり、戸惑ったり、イライラしたり……。なんだか不安になりますが、それはたいてい脳の自然な加齢現象です。

マズいのは、自分が物忘れをしていることがわからなくなったときです。周囲から見れば明らかにおかしいのに、自分はわからない。そのときには、すでに治しようがないのが現実です。

周囲の人が「おかしい」と感じるアルツハイマー病の症状としては、次のようなことがよく指摘されます。

何度も同じことを聞いてくる。
何度も同じことを言ってくる。
時間がわからなくなる。
場所がわからなくなる。
身なりがだらしなくなる。
ぼーっとしている。
怒りっぽくなった。
好きなことに関心がなくなった。

ほかにもいろいろな形で現れますが、こうした症状が出てきたときは、アルツハイマー病はかなり進行しています。実は、アルツハイマー病は、始まった時期と発症した時期に大きな開きがあるのです。

アルツハイマー病の診断に、日本では一般的に「長谷川式簡易知能評価スケール」や「ミニメンタル・ステート（ＭＭＳＥ）」という認知機能のテストを用います。

しかし、これらテストでまったく問題がない人でも、ＭＲＩ（磁気共鳴画像）による特殊な検査を行なうと、**発症の20年も前から起きていた脳の萎縮が見つかることがあります。つまり、その段階でアルツハイマー病が始まっているのです。**

だから、症状が出て診断されたときにはすでに重症段階に入っており、治すことはもちろん、止めることもできないわけです。

アルツハイマー病と診断されてからの余命については、さまざまな報告がなされています。

日本のある調査では、診断されてからの10年生存率は18・9％というデータが示されています。厳しい数字ですね。

アルツハイマー病を含め認知症の場合、ボケてしまったことが直接の原因で命を落とすということではなく、病気が進行すると寝たきり状態になって栄養が摂れずに衰弱したり、嚥下《えんげ》機能の低下で誤嚥性肺炎を起こしたりすることが死につながってしまうのです。

しかしながら、ずいぶん前に始まっていたであろう初期の段階で病気を見つけ、手を打っていれば、進行を止めることはできます。症状が出ないまま、天寿を全うするのは決して難しい話ではありません。

大事なことは、水面下で静かに進行している無症状の段階で、いかに予防治療を行なうかです。

アルツハイマー病はどうして起きる？

アルツハイマー病は、認知症の中でもとくに進行が遅い病気と言われています。しかし、それは発症してからも比較的穏やかに過ごせるという意味ではありません。アルツハイマー病が始まっているのに気が付かない期間が長いということです。

アルツハイマー病がどうして起きるかについて、1907年の発見当時とは比べものにならないくらい、今は研究が進みました。

現段階での結論をごく簡単に言えば、**「アミロイドβ」というタンパク質が脳に過剰に蓄積することで神経細胞が減少し、脳が萎縮することでアルツハイマー病を発症す**

アルツハイマー病患者の脳組織病変部位（老人斑）

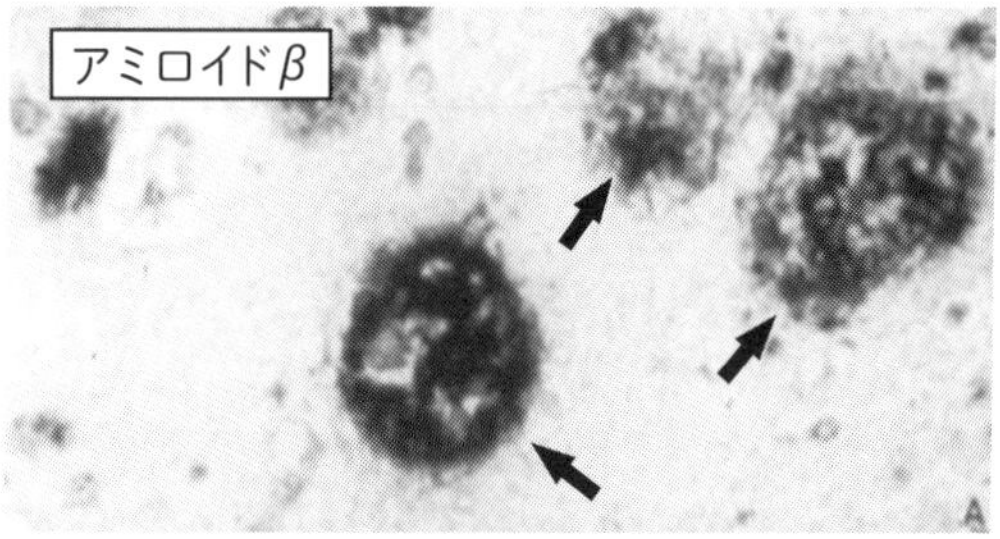

［出典］Am J Pathol 153:1149-1155,1998 掲載内容を基に作成。

るとされています。

アミロイドβが過剰に蓄積した患者の脳には、アルツハイマー氏が顕微鏡下で見つけた「老人斑」という茶色のシミができています。老人斑は「アミロイドβ凝集（塊）」とも呼ばれ、アミロイドβにAGEが溜まることで生まれます（詳しくは66ページ参照）。

これが神経細胞の死滅を助長し、脳を萎縮させています。

こうした脳の変化は、側頭葉の内側奥深くにある大脳皮質の一部の「海馬」で最も早く、かつ強く現れます。

海馬は記憶を司っており、そこが起点

正常な人とアルツハイマー病に罹患した人の脳MRI画像の比較

◎正常な人の脳MRI画像（72歳・女性）

冠状断

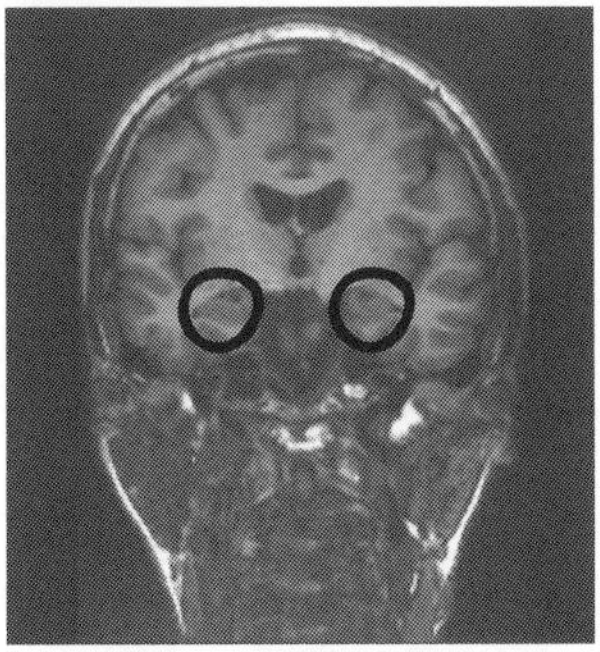

水平断

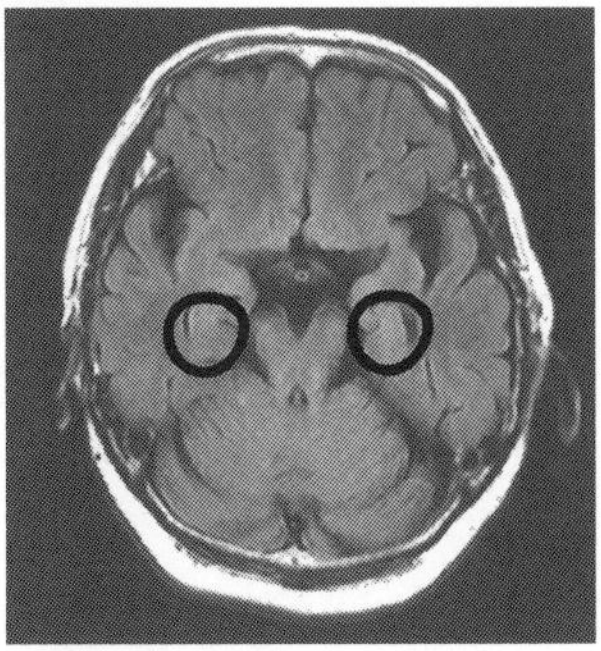

◎アルツハイマー病に罹患した人の脳MRI画像（74歳・男性）

冠状断

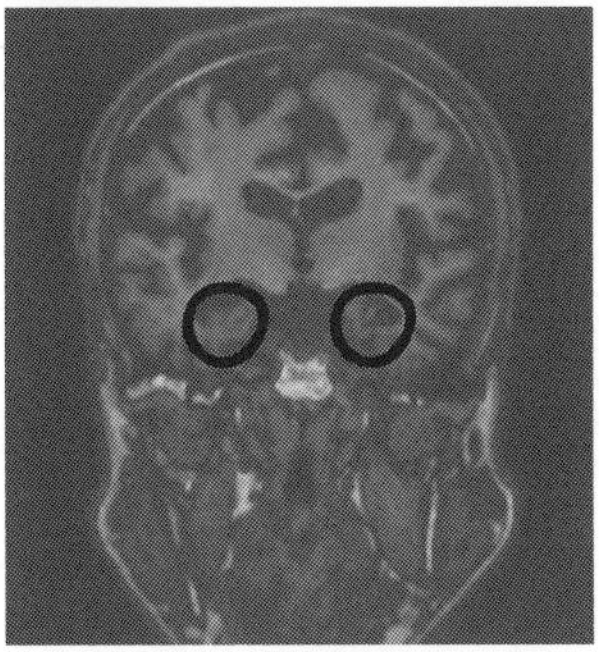

水平断

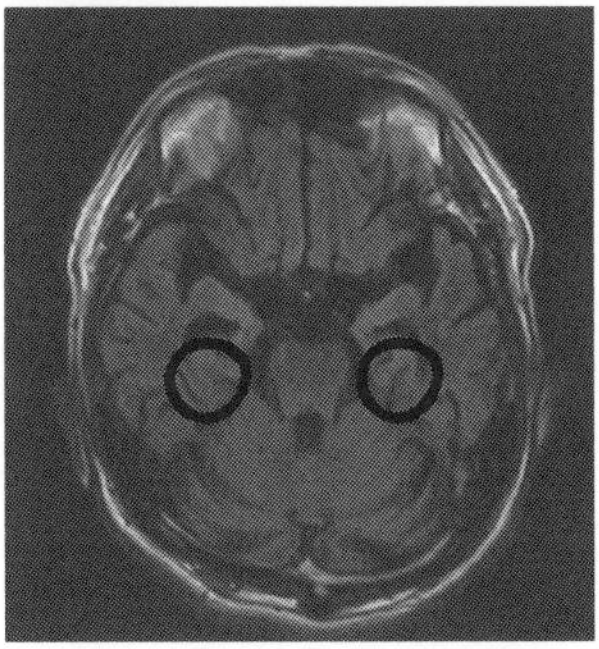

※丸で囲まれた部分が海馬にあたる。

［出典］画像提供：医療法人社団 創知会　メモリークリニックお茶の水

となって脳が萎縮していくため、直近の記憶から失われていきます。

さっき食べたばかりなのに、「ご飯はまだ？」などと言うのもそのせいです。でも、昔のことは案外覚えていたりします。年齢を重ねた人たちがよく昔話を聞かせてくれるのも、このためかもしれませんね。

ここで、31ページの写真を見てください。上は健康な人の脳で、下がアルツハイマー病患者のものです。下の写真で明らかに黒く映っているところは脳の萎縮した部分です。ここが再び白く映ることはありません。つまり、ここまで進んだアルツハイマー病は治すことができません。

アミロイドβは正常な脳の中でも生成されますが、それを排除する物質もはたらいているので問題は起きません。しかし、加齢によって、溜まる量が排除できる量を上回ってしまうと、アルツハイマー病につながるのです。

とはいえ、あるとき突然上回ってくるものではなく、徐々にそうなっていきます。アミロイドβの蓄積は、じわじわと時間をかけて進みます。

その、じわじわと時間をかけているときに察知し、対処しなければならないのに、手遅れになってからでないと症状を現さないのがアルツハイマー病の恐いところです。

世界一、アルツハイマー病に罹りやすい日本人

日本人は世界一、アルツハイマー病に罹りやすい国民と言えます。

理由の1つは、日本人の寿命が長いことにあります。

先にもふれたように、アミロイドβは、アルツハイマー病の症状が現れる20年くらい前から少しずつ脳に蓄積していることがわかっています。たとえば、60歳頃から蓄積が進んでいっても、70代で亡くなるとすればアルツハイマー病に悩まされることはないかもしれません。でも、90代まで生きることができたらどうでしょう。発症してしまう可能性は大きくなります。

長寿は嬉しいことだけれど、それだけ「老化」の問題とも戦っていかねばならず、当然ながら脳の老化にも襲われるわけです。

もう1つ、とても重要なのが、日本には糖尿病患者が多いということです。第2章で詳しく述べますが、糖尿病とアルツハイマー病は切っても切れない関係にあるのです。

現在日本には、1000万人を超える糖尿病患者がおり、さらに、糖尿病予備軍が1370万人いるとされています。

糖尿病には、生まれつきインスリンが分泌されない「1型糖尿病」と、長年の生活習慣によって引き起こされる「2型糖尿病」があり、日本人患者のおよそ95%は2型糖尿病に罹患しています。

そして、驚くことにアルツハイマー病の発症メカニズムは、2型糖尿病とそっくりなのです。

そのため、アルツハイマー病を「**糖尿病性認知症**」と呼ぶべきだという意見も出ているほどで、実際に「**3型糖尿病**」と表現する医療関係者もいます。

発症メカニズムがそっくりなのだから、2型糖尿病の人やその予備軍にある人はアルツハイマー病も発症しやすくなると言えます。

糖尿病は日本を含めアジア圏でとくに増えており、それはアルツハイマー病の増加パターンとも一致します。

要するに、糖尿病患者やその予備軍が多くて、これからますます高齢社会を迎える日本は、アルツハイマー病大国となっていく可能性が大きいということです。

このことについて、私は相当な危機感を抱いています。

誰でも罹る、若くても罹る

認知症の中でも、レビー小体型認知症や前頭側頭型認知症などは男性に多い傾向があります。逆に、**アルツハイマー病は女性のほうが男性より2・5倍も多い**ことがわかっています。

そこには、ホルモンのはたらきが関わっています。

エストロゲンという女性ホルモンは、あらゆる病気から女性を守っています。閉経前の女性に心筋梗塞など血管性疾患が少ないのも、エストロゲンのおかげです。エストロゲンは、脳にも良いはたらきをしてアルツハイマー病の予防に役立っています。

ところが、閉経するとエストロゲンの分泌がなくなってしまうため、アルツハイマー病のリスクが高まってしまうのです。

一方、男性はどうでしょう。男性ホルモンであるテストステロンが、アロマターゼという酵素によってエストロゲンに換えられる仕組みが男性の身体には備わっています。

そして、男性の場合、年齢とともにテストステロンの分泌は減ってくるものの、すっかりなくなったりはしないので、エストロゲンもそれなりにつくられます。

女性も、閉経後しばらくは副腎から男性ホルモンのテストステロンがわずかに分泌され、それによりエストロゲンをつくることができてはいます。しかし、70歳を迎える頃には、テストステロンの分泌もなくなってしまいます。

こうしたことから、アルツハイマー病は女性が多いのです。

とはいえ、男性のアルツハイマー病患者もたくさんいるので、ゆめゆめ油断してはいけません。とくに、糖尿病を患っていたり、その予備軍であるなら要注意です。

また、若いからといって安心はできません。

先に述べた、最初に発見されたドイツの患者さんはまだ51歳でした。

現在、65歳以下で発症した認知症は「若年性認知症」と呼ばれ、日本には約3万6700人の患者がいると推計されています。そのうち、「若年性アルツハイマー病」が52・6％と半分以上を占めています。

若年性アルツハイマー病は、20代で発症する例もあり、患者の多くが40〜50代の働き盛りです。

アルツハイマー病について、自分は例外だと油断していられる人などいないのです。

「グレーゾーン」と呼ばれる軽度認知障害

アルツハイマー病に限らず認知症全般について、**「軽度認知障害」**というグレーゾーンの段階があることがわかっています。

軽度認知障害は、専門家の間ではＭＣＩ（mild cognitive impairment）と呼ばれており、いわば認知症予備軍と考えることができます。

日本には現在、４００万人ものＭＣＩ該当者がいるとされ、それは65歳以上の高齢者人口の13％にも相当します。

ＭＣＩは、そのまま放置すれば約半数の人が認知症を発症すると考えられている一方で、この段階で適切な予防治療を行なうことができれば、発症を防いだり遅らせたりすることも可能だとわかっています。

ＭＣＩは、次ページの図にあるような分類がなされています。

まず記憶障害があるかないかで、「健忘型」「非健忘型」に分かれ、さらに、記憶

MCI（軽度認知障害）区分型

実はあなたも認知症グレーゾーン!?

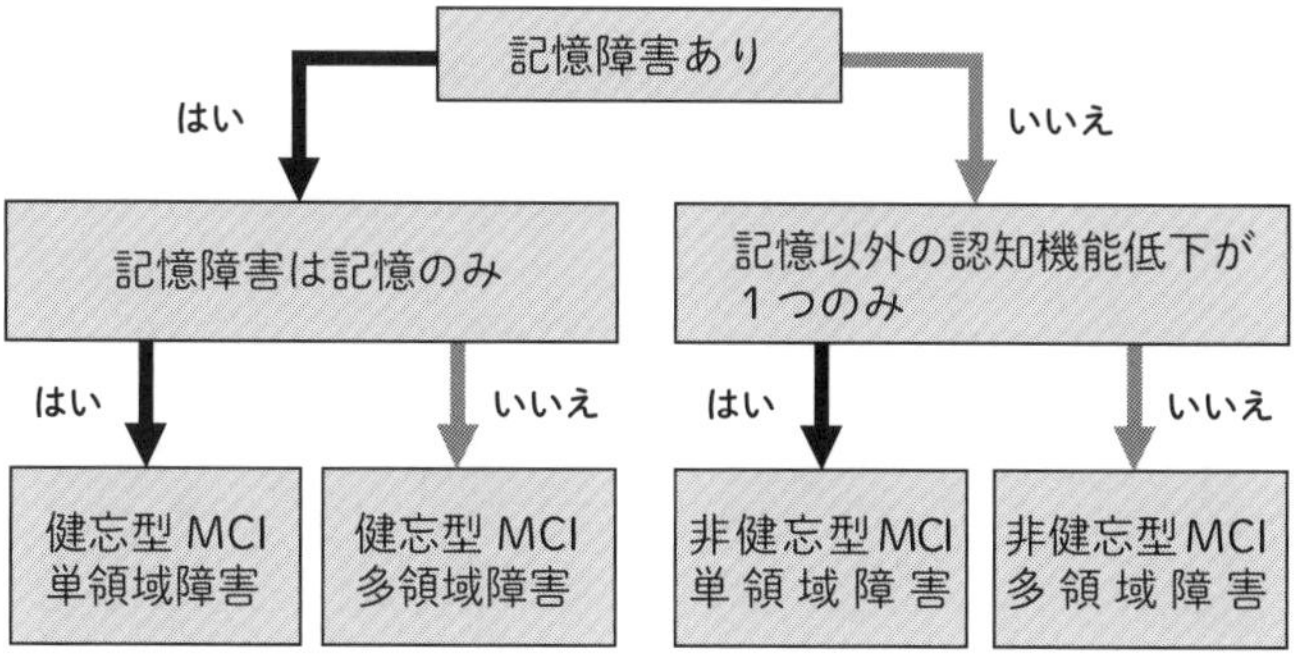

［出典］Petersen RC. J Intern Med 256(3):183-194,2004
日本内科学会雑誌 100(8):2109-2115,2011掲載内容を基に作成。

障害のみに留まっているか、空間機能、言語機能、実行機能などほかの機能にも低下が見られるかによって「単一領域」「多重領域」に分かれます。

それらの組み合わせで、「健忘型・単一領域」「健忘型・多重領域」「非健忘型・単一領域」「非健忘型・多重領域」の4つのタイプに区別されます。

2013年にオーストラリアの研究チームがＭＣＩの人たちを2年間追跡調査した結果、それぞれのタイプによって40ページにあるような推移が見られたそうです。

ほかにも、さまざまな研究において、

2年間の追跡調査による認知症移行率の違い

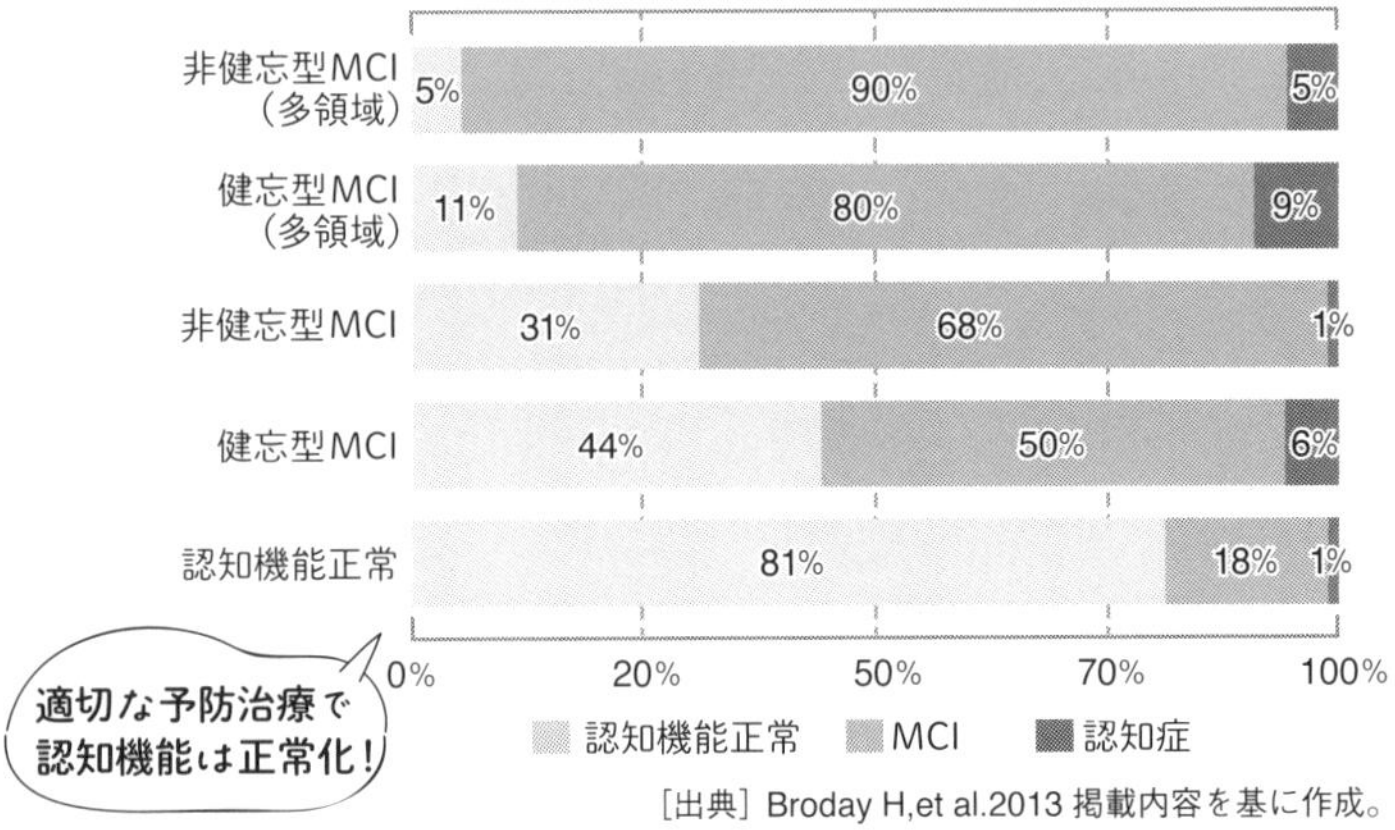

［出典］Broday H,et al.2013 掲載内容を基に作成。

似たような数字が報告されています。

日本神経学会の「認知症疾患診療ガイドライン2017」によれば、健常者がMCIを経て、軽度認知症、中度認知症、重度認知症と進んでいく過程の中で、**MCIと診断された段階で適切な予防治療を行なえば、16〜41％の人が健常者ゾーンに戻っていくことが示されています。**

とにもかくにも、アルツハイマー病を発症する前の対策が非常に重要だということがわかるでしょう。

アルツハイマー病はとにかく予防がすべて

私たちが明らかにアルツハイマー病と診断されれば、精神科や脳神経内科などで治療を受けることになります。

そして、薬が処方されます。しかし、その薬でアルツハイマー病を治すことはできません。エーザイが開発した「レカネマブ」という薬が注目されていますが、まだ効果のほどはわかっていません。

今のところ、アルツハイマー病を発症してから治す方法は1つもありません。進行を止める方法もありません。予防がすべてです。

要するに、本来であれば、水面下でじわじわ進んでいる発症前の段階でこそ治療が必要なのに、今日の日本の医療保険制度ではそれができないのが現状なのです。

このように、アルツハイマー病に関して、私たちを根本的に救ってくれる「医療」は存在しません。私たちは、自分で予防行動に出るしかないのです。

アメリカの場合、医療を受けるのにはとてもお金がかかるので、日本のように「調子が悪くなったら病院に行けば良い」というわけにはいきません。その分、「病気にならないように」という予防意識を強く持っています。

しかし、普段から手厚い医療保険制度に守られてきた日本人は、それが苦手だと言って良いでしょう。

風邪でも腹痛でも躊躇《ちゅうちょ》なく病院に掛かることができる日本人は恵まれていますが、こと、アルツハイマー病に関しては例外と考えましょう。

アルツハイマー病は、ほかの病気と違います。**「調子が悪くなったら病院に行けば良い」では遅いのです。**

第2章

アルツハイマー病は「脳の糖尿病」

世界中で証明された糖代謝とアルツハイマー病の密接な関係

糖尿病そのものはさほど苦痛を感じない病気ですが、血糖値を気にする生活を強いられたり、腎症、網膜症、神経障害といった合併症の恐れがあったりと、QOL（クオリティ・オブ・ライフ：生活の質）を著《いちじる》しく落とします。また、糖尿病があると動脈硬化が進み、心筋梗塞、脳梗塞などの血管性疾患が増えます。加えて糖尿病患者は、がんになりやすいこともわかっています。

これだけでも充分にやっかいなのに、さらに認知症のリスクが増すことが明らかになっています。

先にもふれたように、日本には1370万人の糖尿病予備軍がいます。すでに糖尿病に罹っている1000万人はもちろん、こうした予備軍の人たちも、脳に爆弾を抱えていると言っていいでしょう。「アルツハイマー病が発症するかもしれない」という爆弾です。

オランダのロッテルダム大学では、55歳以上の6370名（2型糖尿病患者692名、非糖尿病者5678名）を対象に、認知症と糖尿病の関係について大規模な疫学研究を行ないました。

その結果、**2型糖尿病患者は非糖尿病者と比較して、1・9倍もアルツハイマー病に罹りやすかった**というのです。

日本でも、世界的に評価されている有名な研究があります。

九州大学のチームが、1961年から長年にわたり、福岡県久山町の住人を対象に生活習慣病に関する大規模な疫学調査を行ないました。久山町が選ばれたのは、全国平均とほぼ同様の年齢や職業分布であり、偏りがないと考えられたからです。

その結果、認知症について注目すべき結果が出ています。

46ページにあるのは、60歳以上の男女1022名を対象とした、耐糖能レベルと

糖尿病患者は認知症リスクが高まる!?

耐糖能レベル別にみた病型別認知症の発症リスク

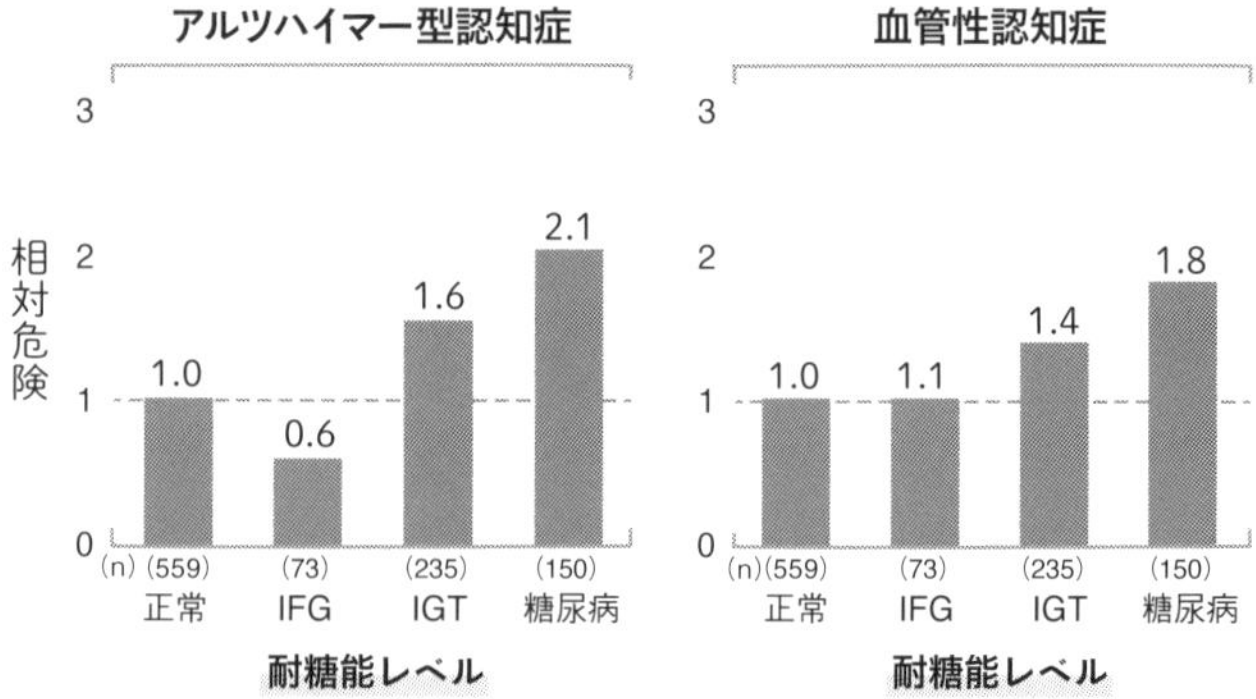

［出典］Ohara T,et al.Neurology 77:1126,2011 掲載内容を基に作成。

それぞれの認知症発症リスクのグラフです。

ＩＦＧは空腹時血糖異常のことですが、最近の研究では空腹時血糖値はあまり重要視されていません。それよりも、食後にどれくらい血糖値が上がるかがはるかに大事で、食後血糖値が高いことを表しているのがＩＧＴ（耐糖能異常）です。これは、糖尿病予備軍の状態にあると考えていいでしょう。

さて、グラフを見るとわかるように、アルツハイマー型認知症と血管性認知症のどちらについても、糖尿病や糖尿病予備軍であると発症リスクが高まることがわかります。

とくにアルツハイマー病で顕著ですが、糖尿病があれば動脈硬化が進み、脳梗塞や脳出血も起こしやすくなりますから、血管性認知症にも罹りやすくなるわけです。

高血圧もアルツハイマー病を誘発する

次に48ページのグラフを見てください。こちらは、50～64歳までの534名、65～79歳までの668名を対象に、血圧レベルとそれぞれの認知症の関係を調べた結果です。

血圧が高くなるほど、血管性認知症のリスクが明らかに上がっていることがわかります。血管性認知症は、脳梗塞や脳出血の後によく起こります。高血圧はそれら疾患の大きな原因ですから、高血圧の人に血管性認知症が多いのは当然です。

一方で、このグラフを見る限り、高血圧はアルツハイマー病にはさほど影響していないように思えます。

高血圧になればなるほど
認知症に罹りやすい！

老年期・中年期血圧レベル別にみた病型別認知症の発症リスク

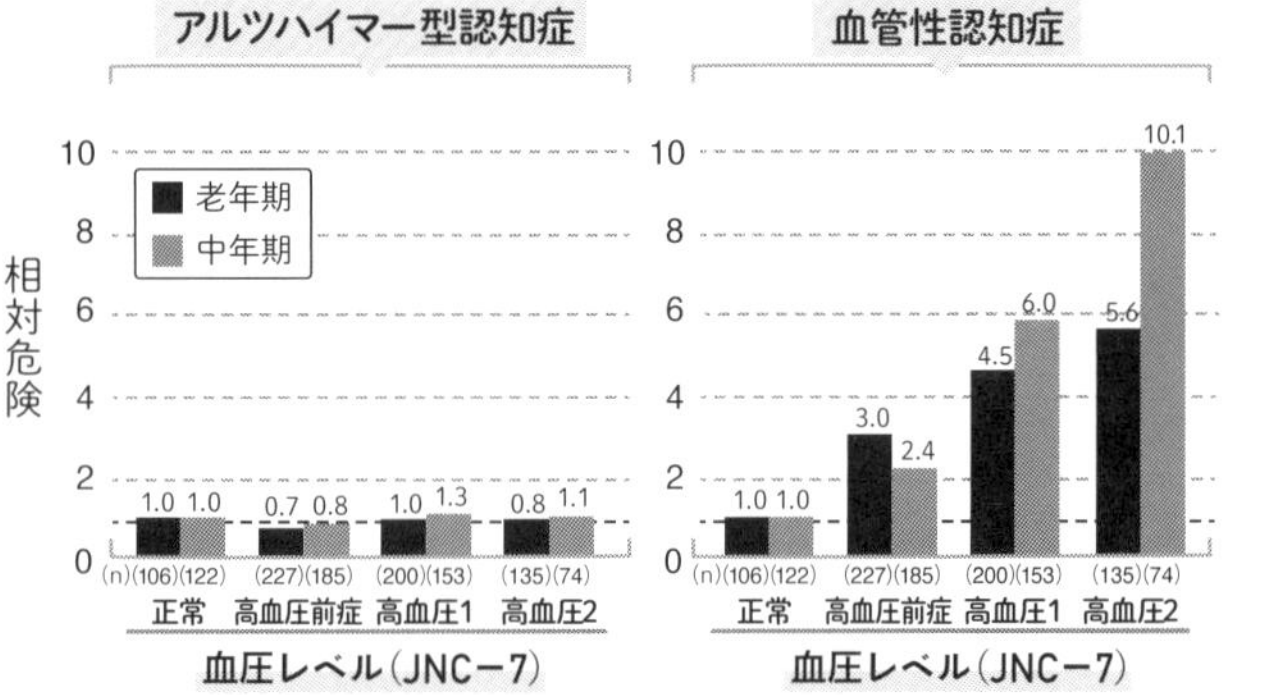

JNC−7：高血圧の予防、発見、診断、治療に関する米国合同委員会第7次報告

とはいえ、実際には、血管性認知症はアルツハイマー病を併発しやすいことがわかっており、高血圧もアルツハイマー病の大きなリスク因子であることは間違いありません（詳しくは第3章参照）。

加えて、糖尿病があれば動脈硬化が進み、高血圧にもなります。このように、糖尿病と高血圧は切っても切れない関係であり、さらには、アルツハイマー病と血管性認知症も非常に深い関係にあります。

しかしながら、ここで強調しておきたいことがあります。そうしたものと

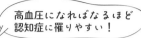

は一線を画して、糖尿病とアルツハイマー病の関係は極めて特殊なのです。

高血圧になれば血管性認知症のリスクが増すというのは、「原因と結果」のようなものです。

同様に、糖尿病になれば動脈硬化が進み血管性認知症のリスクが増すというのも「原因と結果」と言えるでしょう。

一方で、糖尿病とアルツハイマー病の関係は、そうではありません。

糖尿病になるとアルツハイマー病に罹りやすくなるというのではなく、正しくは、**糖尿病になる人はアルツハイマー病に罹りやすい**のです。発病のメカニズムがほぼ同じだからです。

糖尿病とアルツハイマー病という2つの「結果」は、ある同じ「原因」によってもたらされます。

では具体的にどういうことなのか、詳しく見ていきましょう。

糖尿病の原因は肥満ではない

糖尿病でない人には少し退屈な話かもしれません。そして糖尿病の人にとっては「聞き飽きた」という気持ちになるかもしれませんが、ここで、「糖尿病」という病気のおさらいをさせてください。というのも、アルツハイマー病の予防には、糖尿病についての知識が必要不可欠だからです。

よく、「糖尿病の原因は肥満だ」と考えている人がいます。「自分は太っていないから糖尿病とは無縁だ」という声も聞かれます。しかし、これは間違いです。

たしかに、糖尿病と肥満はリンクしていますが、太ったから糖尿病になるのではありません。糖尿病が進行する「ある段階」で肥満になりやすいのです。話がややこしくなるといけませんので、このことについては後述しましょう。

簡単に言えば、糖尿病は血液中のブドウ糖が多くなることで引き起こされる病気です。そして、血液中のブドウ糖が多い状態を「血中ブドウ糖濃度が高い」、つまり「血糖値が高い」と表現します。

なぜ、血液中にブドウ糖が多くなってしまうかというと、そうなるものを食べるから。つまり、糖質を摂取するからです。

糖質とは、甘いものだけではありません。むしろ、**私たちが最も頻繁《ひんぱん》に口にする糖質は、ご飯やパン、麺類などの炭水化物です。**

このように、日々の食事に糖質がたくさん含まれているため、私たちの血糖値は1日の中でさまざまに変動します。朝起きたときは低めでも、朝食を摂れば上がります。そして、お腹が空けば下がっていきます。

こうした変動を繰り返しつつも、健康な人の場合、血糖値は70〜140㎎／dℓくらいの間で推移しています。

血糖値は上がりすぎても下がりすぎても身体に悪影響を及ぼし、極端な数値になれば昏倒《こんとう》して命に関わります。だから、そんなことにならないための仕組みが、私たちの身体には備わっているのです。

たとえば、山で遭難してまったく食事が摂れなくても、血糖値が下がりすぎないように、体内に蓄えていたグリコーゲンや中性脂肪をブドウ糖に変換する仕組みがあります。

逆に、糖質をたくさん食べてしまっても、血糖値が上がりすぎないように、ブドウ糖をグリコーゲンや中性脂肪に換えて貯蓄する仕組みもあります。

しかし、基本的に食べ物に困ることがなくなった現代社会では、糖質摂取過剰に陥りがちで、こうした血糖コントロールの仕組みにガタがきます。そして、血糖値の上昇を抑え切れなくなり、糖尿病を発症してしまいます。さらには、血糖値をコントロールするメカニズムそのものに異常が起こってしまうのです。

糖尿病で恐いのはその裏にあるもの

糖尿病になっても、血糖値が高いこと自体は、とくに大きな自覚症状をもたらしません。血糖値が500㎎／dℓを超えるような極端なケースは別にして、糖尿病と診断されるレベルにまで達しても、痛くも痒《かゆ》くもないことがほとんどです。

そのため、自分が糖尿病であることに気が付かなかったり、健康診断などで指摘されていても治療を受けない人が多くいます。糖尿病で恐いのは、腎症、網膜症、神経障害といった合併症を併発することですが、自覚症状がないからと放置して、透析が必要な身体になってしまったり、失明してしまう人が後を絶ちません。

こうしたことから私は、初期の糖尿病を放置しておくことの危険性について、ずっと警鐘を鳴らし続けてきました。

そして今回、新たに声を大にして、あなたに伝えておかねばならない要素が増えました。糖尿病とアルツハイマー病は、発症のメカニズムがほぼ同じ。だから、糖尿病に無関心でいて良いはずがないのです。

大事なことなので繰り返しますが、「糖尿病になるとアルツハイマー病に罹りやすい」ということではありません。**「糖尿病になる人は、アルツハイマー病にも罹りやすい」**のです。

つまり、「アルツハイマー病だけは避けたいけれど、糖尿病くらいどうってことない」という考えではいけません。両者は並行して進行している可能性があるからです。

２型糖尿病は発症するずっと前から進行していた

第１章で述べたように、アルツハイマー病は発症するずっと前から始まっています。

実は、２型糖尿病もまったく同じことが起きています。

かつて広島県で、糖尿病を発症した人と発症しなかった人、それぞれ１４２８人に対して、空腹時血糖値とブドウ糖負荷試験という特別な検査を28年間にわたって追跡した調査が行なわれました。

その調査が残したとても貴重なデータによれば、糖尿病を発症した人は、その約12年前からわずかではあるものの、血糖値が少しずつ上がっていたことがわかって

血糖値は時間をかけて、ゆっくりと上昇……。

糖尿病発症までの血糖値の推移

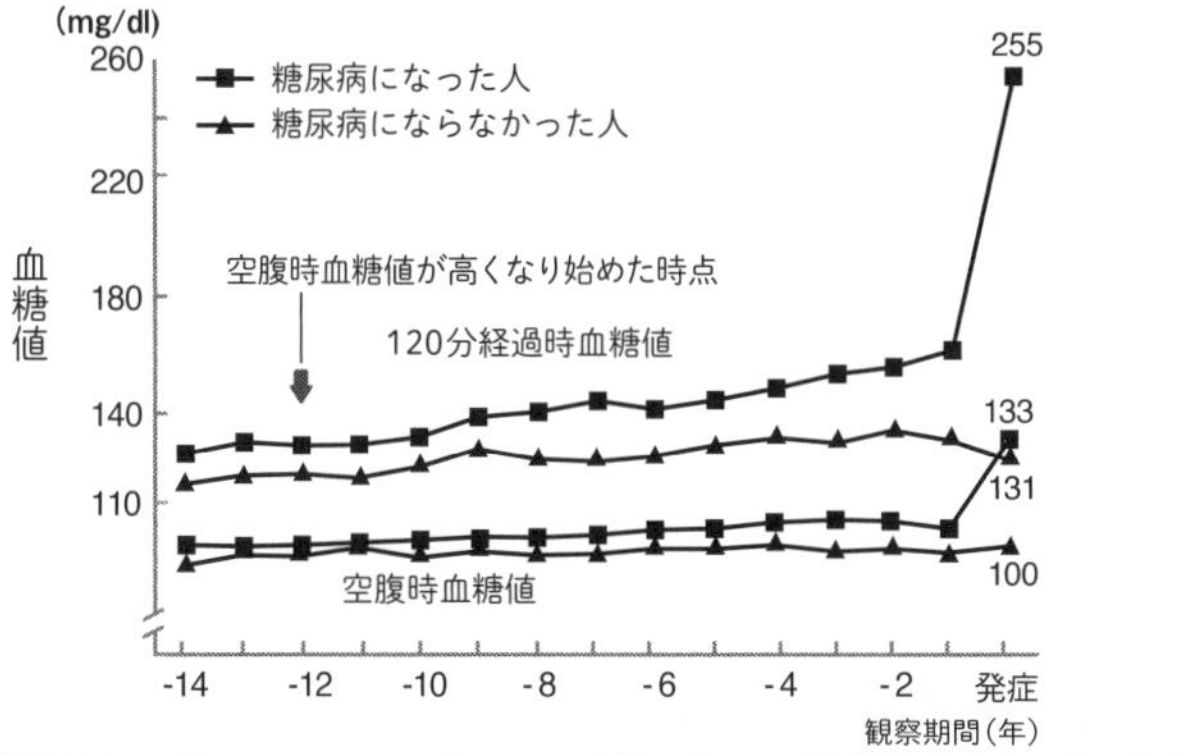

[出典]『糖尿病はご飯よりステーキを食べなさい』(牧田善二／講談社)掲載内容を基に作成。

います。ただ、あくまで血糖値は正常範囲内に留まっており、12年目にしていきなり糖尿病を発症しているのです。

正常範囲内に留まっているうちに、そのわずかな変化に気付いて手を打っておけば発症は避けられたわけで、これも、アルツハイマー病と糖尿病に共通している点です。

酷似する膵臓と脳のはたらき

それにしても、糖尿病とアルツハイマ

ー病は、どんなところでつながっているのでしょうか。

ここで、ポイントとなるのが「**インスリン**」です。

インスリンはホルモンの一種で、脳のはたらきのためにも、血糖値をコントロールするためにも、なくてはならない物質です。

まず、血糖値への作用について見ていきましょう。

先に私は、「糖質を摂っても、血糖値が上がりすぎないような仕組みが私たちの身体には備わっている」と述べました。そこで活躍するのがインスリンです。

私たちがご飯やパンなど糖質を摂れば、分解されたブドウ糖が小腸から血液中に吸収されます。

ブドウ糖は私たちが生きていくために欠かせないエネルギー源ですが、現代社会で普通に生活をしていて、エネルギーが枯渇してしまうなどということはありません。むしろ、現代人は必要以上に食べすぎていて、エネルギー源となるブドウ糖は過剰気味です。

そこで、血液中に余っているブドウ糖をグリコーゲンや中性脂肪に換えて、肝臓、筋肉、脂肪細胞などに取り込むはたらきをしているのがインスリンです。

そうやって、エネルギー源を貯蔵しておくことで、私たちは山で遭難しても飲まず食わずで数日間は生き延びることができるのです。

つまり、このインスリンのはたらきのおかげで、健康な人の血液中にブドウ糖が大量に残存することはありません。すなわち、血糖値は上がりすぎずにコントロールされ、糖尿病にならずに済んでいるわけです。

では、脳についてはどうでしょうか。

脳においても、インスリンは極めて重要なはたらきをしています。

さまざまな情報は、脳内のネットワークをリレーするように伝えられていきます。そのとき、**伝達物質として主役的なはたらきを担うのがインスリンなのです。**

このインスリンですが、膵臓のランゲルハンス島という部位から分泌されることを知っている人は多いでしょう。かつては、インスリンは膵臓からのみ分泌されると思われていましたが、**脳の海馬でもつくられることが明らかになっています。**実は、膵臓と脳はよく似ているのです。

健康な人の脳は、膵臓からのインスリンも海馬でつくられるインスリンもフル活用して、たくさんの情報をやり取りしているということですね。

血糖値のコントロールが効かなくなる「インスリン抵抗性」

ここまででインスリンがとても重要なはたらきをするホルモンだということは理解してもらえたでしょう。しかしながら、ただたくさん分泌されれば良いというものでもありません。たくさん出ていることよりも、それがしっかりと効いているかどうかが大事なのです。

実際に、インスリンが分泌されているのにはたらきが悪くなることがあり、それを「**インスリン抵抗性**」と言います。そして、これこそ糖尿病とアルツハイマー病が共通していると言える所以《ゆえん》です。どういうことか説明しましょう。

インスリンのはたらきが悪くなれば、血糖値のコントロールが難しくなります。

私たちが糖質をたくさん摂取しても、インスリンがちゃんとはたらいているうちは、血糖値はなんとかコントロールできています。

しかし、いつまでもそういう状態が続くわけではありません。血液中に溢れたブドウ糖に対処するために必死でがんばっているうちに、さすがのインスリンもはたらきが悪くなってきます。インスリン抵抗性が起きてしまうのです。

はたらきが悪くなれば、「マズい」とばかりに、さらにインスリンが分泌されますが、こうなってしまうと効果は発揮されません。

そのうち、血糖値のコントロールが難しくなり、糖尿病を発症します。

アルツハイマー病が「3型糖尿病」と呼ばれるわけ

このインスリン抵抗性は、脳でも生じます。それを、**「脳内インスリン抵抗性」**と言います。

先ほど私は、脳の海馬でもインスリンがつくられると述べましたが、脳細胞表面にあるインスリン受容体では、脳内インスリン抵抗性によってその結合がうまくいかなくなり、インスリン作用不足に陥ります。

また、インスリン抵抗性が起きると、膵臓でつくられたインスリンも脳に届きにくくなります。

私たちの脳には、**「血液脳関門」**というバリアが用意されています。脳はとても大事な臓器ですから、おかしな血液成分が簡単に脳内に入らないようになっているのです。

健康な状態なら、脳にとって必要不可欠のインスリンは、血液脳関門をスムーズに通過します。ところが、**インスリン抵抗性がある場合、ここを通過しにくくなってインスリンが低下してしまうのです。**

こうして、2つの理由から脳の情報伝達物質としても重要なはたらきをしているインスリンの量やその作用が足りなくなれば、記憶などに障害が出てしまうことは容易に考えられます。

生まれつきインスリンが全く分泌されないのが1型糖尿病。

インスリン抵抗性を起こし、血糖値のコントロールができなくなるのが2型糖尿病。

そして、**インスリン抵抗性を起こし、脳の情報伝達がうまくいかなくなるのがアルツハイマー病。**

つまりは、アルツハイマー病は脳で生じた糖尿病であり、先にも述べたように

「3型糖尿病」と呼ばれてもおかしくない病気なのです。

インスリン抵抗性がアミロイドβを蓄積させる

もう1つ、インスリン抵抗性がアルツハイマー病を引き起こす原因と言える重要な側面があります。

2型糖尿病が進行していくと、やがて膵臓は疲れ果てインスリンの分泌がほとんどできなくなります。こうなると、1型糖尿病と同様に注射でインスリンを補充しなければなりません。

もちろん、いきなりそこまで重症化するのではなく、最初はインスリンのはたきが悪いインスリン抵抗性に陥り、血糖値のコントロールが難しくなります。このインスリン抵抗性の段階では、膵臓は「もっと頑張らなければ」とばかりに、インスリンを大量に分泌します。つまり、活用できない無駄なインスリンが血中に多く存在することになります。

こうして、**血中インスリン濃度が高くなってしまうと、がん細胞を増殖させたり、不安感が強くなったりと、身体にさまざまな悪影響をもたらすことがわかっています。**糖尿病の人がいろいろな病気に罹りやすいのは、こうした理由も大きいのです。

このように、インスリンは大事なはたらきをする一方、やたらと血中にあってはいけないもので、それを処理する仕組みも私たちの身体には備わっています。具体的には、「ＩＤＥ（インスリン分解酵素）」という酵素によって不要なインスリンは分解処分されます。

そして、このＩＤＥは、アミロイドβの分解も行なう酵素としても知られています。先に、アルツハイマー病では、脳にアミロイドβが溜まって老人斑をつくり、脳が萎縮するということを述べました。その**アミロイドβとインスリンは、なんと同じ酵素によって分解処理されている**のです。

つまり、インスリン抵抗性を起こして、血中にインスリンがたくさん存在すれば、IDEはその分解に手一杯で、アミロイドβの分解が疎《おろそ》かになってしまうわけです。その結果、脳にアミロイドβが溜まり、アルツハイマー病のリスクを高めてしまいます。

老人斑をつくる物質の正体

若い頃に糖尿病専門医という道を選んだ私は、最先端の医療を学ぶべくアメリカに留学しました。そして、AGEという物質の研究に没頭しました。AGEは「Advanced Glycation End products」の略で、日本語に訳すと「**終末糖化産物**」となります。

当時から、糖尿病の合併症を進行させ、透析や失明など深刻な状態に陥る原因物質として、AGEの存在が注目され始めていましたが、解明されていないことがたくさんありました。

ましてや、その人がどのくらいＡＧＥを溜め込んでいるかなど、簡単に知るすべはありませんでした。

そんななか私は、「絶対に不可能だ」と言われていた超微量血中ＡＧＥ値の免疫学的測定の開発に成功したのです。その成果を『The New England Journal of Medicine』『THE LANCET』『Science』などのトップジャーナルに論文を発表し、大きな評価を得ました。

これにより、世界で初めて体内のＡＧＥ量を測定することができるようになったわけです。

今は、世界中でＡＧＥの研究が進み、英語の論文だけでも2万編近くが発表されています。そこでは、ありとあらゆる病気にＡＧＥが深く関与していることが明らかにされつつあります。

私自身、アルツハイマー病とＡＧＥに関する英語論文も、これまでに8編書いています。とくに、１９９８年には、アメリカ病理学会の雑誌に、ＡＧＥがアルツハイマー病の原因物質であることを示す重要な発表をしています。

アルツハイマー病では、アミロイドβが蓄積し「老人斑」と呼ばれるシミのようなものができていることは前述しました。そして、私たちが行なった研究でアルツハイマー病で亡くなった患者さんの老人斑を調べてみると、驚くべきことに、そこにはAGEがたくさん溜まっていたことがわかりました。

さらには、ピック病やパーキンソン病などの病気に侵された患者さんの脳にもAGEが蓄積されているという報告もされています。

つまり、**AGEが老人斑をつくる犯人であり、脳に悪さをするAGEの蓄積を食い止めることは、アルツハイマー病の予防に直結する**のです。

老化物質AGEはなぜできるのか？

AGEとはどういう物質なのか、もう少し詳しく説明しましょう。

一言で言うと、AGEは、私たちの身体をあらゆる方向から痛めつける、とてもタチの悪い老化促進物質です。

脳の病変だけでなく、糖尿病の合併症でボロボロになった腎臓や網膜、動脈硬化を起こした血管、あるいは皮膚にできたシミやシワなど、老化現象が起きている場所には全身どこでもAGEが存在します。

AGEは、タンパク質や脂肪にブドウ糖が結合することで生成されます。そして、生成されたAGEは、周囲のタンパク質にベタベタとくっついて変質・劣化させ破壊します。

たとえば、皮膚のタンパク質であるコラーゲンにAGEがくっつくと、繊維にハリがなくなり、引っ張れば切れてしまう状態になります。その結果、シワやたるみができてしまうのです。

同じように、AGEが血管内壁のタンパク質にくっつけば動脈硬化が進み、血管が切れたり詰まったりします。また、頬や手の甲にできるような茶色いシミには、アルツハイマー病の老人斑と同様、AGEがたくさん溜まっています。

そもそも私たちの身体は、ほとんどタンパク質でできています。水分と脂肪を除けば、内臓も血管も皮膚も筋肉も髪も爪もすべてタンパク質と言っても良いでしょう。

そのため、全身どこでもＡＧＥの害を受けやすく、がんをはじめとした病気に罹るのです。

さらに恐ろしいことに、タンパク質だらけということは、全身どこでもブドウ糖と結合しやすく、ＡＧＥをつくりだせる状況にあるわけです。そのような状況でブドウ糖が余っているとしたら、ＡＧＥという老化促進物質はどんどん生成されてしまいます。

普段からブドウ糖を体内に余らせがちな人は、糖尿病に罹るだけでなく、ＡＧＥを増やし身体のあちこちで悪さをさせることになります。その結果の１つが脳の老人斑であり、アルツハイマー病なのです。

アルツハイマー病予防で最も重要なこと

ここまで、アルツハイマー病の発症メカニズムや糖尿病との深い関わりについて説明してきました。

発症してからでは治すことができないアルツハイマー病は、生活習慣を改善して予防することがなにより重要で、その中心は「食事」です。

発症メカニズムが一緒なのだから、**糖尿病を防ぐ食事とアルツハイマー病を防ぐ食事は同じ**と考えて良いです。そして、実は肥満を防ぐ食事も同じなのです。

そして、老化促進物質であるAGEを増やさないこともまた、アルツハイマー病の予防に重要であり、そのためにも、食事についての知識と工夫が必要になります。

では、具体的にどんなものを食べたら良いのか。

食事以外の生活習慣で、気を付けなければならないことはあるのか。

こうした、あなたが今日からすぐに取り組むことができる方法については、第4章で詳しく説明しましょう。

さらに、生活習慣の改善以外にもう1つ、**「予防につながる検査」**を受けることがたいへん有効です。

アルツハイマー病の診断に日本で一般的に用いられる「長谷川式簡易知能評価スケール」や「ミニメンタル・ステート（MMSE）」は、予防には適しません。それら検査は、すでにアルツハイマー病を発症していることを確認するに過ぎないからです。

そうではなくて、MCI（軽度認知障害）あるいはもっと前の段階で脳の状態をキャッチし、適切な予防治療を始めるための検査が必須です。その内容と、私の患者さんたちが実際にアルツハイマー病を予防できた実績については、第5章で述べます。

加えて、あなたにはもっとできることがあります。

今、アルツハイマー病の研究が世界中で進んでいますが、権威のある医学誌『THE LANCET』に発表された論文は、非常に興味深いものでした。

そこには、研究によって明らかになったアルツハイマー病のリスク因子が複数挙げられており、その大半は私たちが「対処可能」なものなのです。

つまり、論文に挙げられているリスク因子を個人個人が避けていくことで、アルツハイマー病予防に大きく近づくことができるわけです。

次の第3章では、そこから学ぶべきことを見ていきましょう。

第3章

脳を萎縮させる12の原因

日常生活上の認知症リスクの数々

２０１７年、世界で最も信頼のおける医学誌の１つ『THE LANCET』に、ロンドン大学のギル・リビングストン教授の論文が掲載されました。

内容としては、体系的な文献レビュー、メタ解析（過去に独立して行なわれた複数の研究データを収集・統合し統計的手法で解析する方法）、個々の研究など、認知症研究分野で最も優れたあらゆるエビデンスについて、世界をリードする専門家チームが調査分析した結果、認知症を引き起こす10のリスク因子が明確になったというものでした。

そこでリスク因子とされたのは、**「アポE４型」「教育」「難聴」「高血圧」「肥満」「喫煙」「うつ病」「社会的孤立」「運動不足」「糖尿病」**です。

最初に挙げられた「アポE４型」のアポEとは、アポリポタンパクEというコレステロールの運搬に関与するタンパク質をつくる遺伝子のことです。アポEには２

型、3型、4型と3つのタイプがあり、そのうち4型がアルツハイマー病のリスクを上げるとされています。

しかし、残念ながらこの因子については遺伝的なものであり、本人にはどうすることもできません。そこで、残りの9つのリスク因子を改善することで、およそ35%程度、認知症を予防したり、発症を遅らせる効果が期待できるとこの研究は結論づけ、大きな注目を集めました。

さらに、2020年に研究データが更新され、修正可能なリスク因子が3つ追加され12となりました。その3つとは、**「頭部外傷」「過度の飲酒」「大気汚染」**です。

これら、**計12の修正可能なリスク因子について、個人レベルで改善すれば、期待できる認知症予防効果は40%ほどに高められるというのです。**

次ページの図を見るとわかるように、この研究では、それぞれのリスク因子を「若年期」「中年期」「高齢期」という年代に分けて捉えています。たとえば、「教育」は若年期の因子です。これは私たちで言えば、幼少期の義務教育ということですね。

認知症の修正可能なリスク因子12

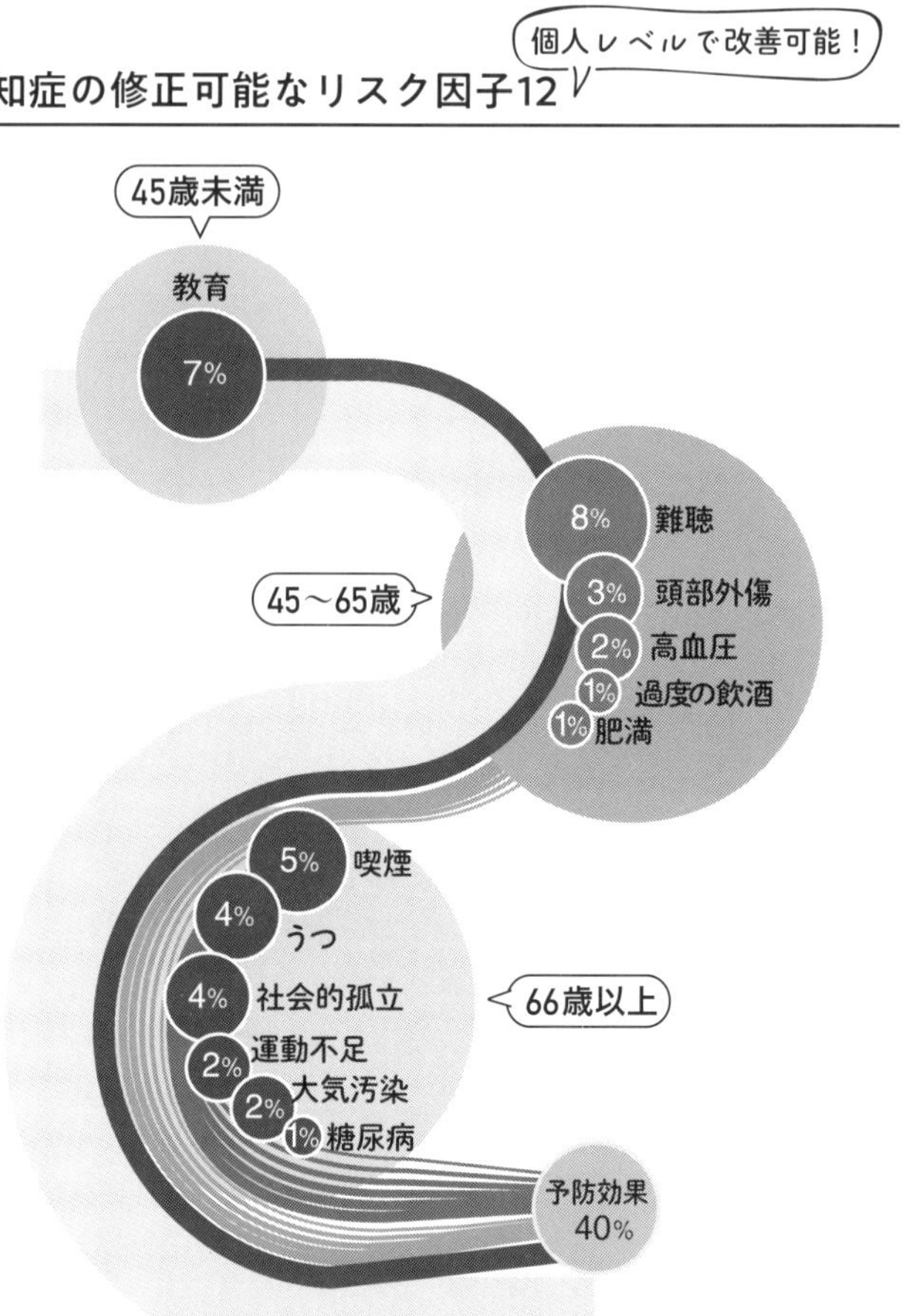

［出典］Dementia prevention,and care:2020 report of the Lancet Commission
2020.7.30 掲載内容を基に作成。

そして、「難聴」「頭部外傷」「高血圧」「過剰飲酒」「肥満」は中年期からのリスク因子に、「喫煙」「うつ」「社会的孤立」「運動不足」「大気汚染」「糖尿病」が高齢期からのリスク因子とされています。

しかし、中年期と高齢期の区別については、あまり厳密に捉えないほうが良いと私は考えています。ある程度の傾向はあるにしても、すべてのリスク因子がどちらの年代においても大きく影響するからです。

何歳になっても認知症のリスクは変わらない

あなたが今何歳であっても、この研究で指摘されたリスク因子はすべて遠ざけるつもりでいるのがいいでしょう。

また、それぞれのリスク因子の影響度合いを示すパーセンテージについても、こだわる必要はありません。

この研究では、世界中のいろいろな状況で暮らす人たちを対象に、過去に行なわれた条件の違う別々の研究結果をもとに分析をしています。大きな柱となる部分は信頼できますが、細かい数字などは実際とズレが出てきて当然だと考えましょう。

その典型が「糖尿病」で、このリスク因子が1％というのは、あまりにも低い評価です。これまでも述べてきたように、糖尿病はアルツハイマー病の最大のリスク因子であると考えて間違いありません。

しかしながら、この研究で取り上げられたリスク因子が、どれもとても重要であることはたしかで、私のクリニックを訪れる患者さんに「気を付けてください」とアドバイスしている内容と、ほとんど共通しています。

続いて、それぞれのリスク因子が示す意味と、自分をアルツハイマー病から守る方法について、私なりの見解も交えながらオリジナルな視点で見ていきましょう。

1．教育――すべては「正しい知識」から

修正可能な12のリスク因子のうち、おそらく本書の読者にはあまり深く関わって

こないだろうと思えますが、最初に登場するのは「教育」です。

この研究で指摘しているのは、「15歳未満の若齢期に教育歴が途絶えてしまうと、アルツハイマー病の発症リスクが上昇する」ということです。

その理由として、若くして教育歴が途絶えると、「認知予備能」という、認知機能を代償する脳のシステムが育たないことが挙げられています。

ここで、認知予備能の重要性を示す、興味深いデータを紹介しましょう。

認知症を発症していなかった高齢者134名の脳を、死後に解剖したある調査によれば、そのうちの50名に老人斑が見られるなどアルツハイマー病の病理診断がついたそうです（『認知症がわかる本』東晋二・著、松崎朝樹・監修／メディカルサイエンスインターナショナル）。

つまり、病理学的に脳の中でアルツハイマー病は起きていたけれど、症状が出なかった人が少なからず存在したということです。この人たちの脳内では、アルツハイマー病に対抗するなんらかの代償機能がはたらいていたと考えられます。それが、認知予備能です。

こうした認知予備能は、若年期の教育によって得られた脳内ネットワークが多様に結合してできると考えられています。だから、若年期の教育は非常に重要なのです。

世界に目をやれば、教育を受けられない子どもたちがたくさんいますが、日本は義務教育制度が整っており、このリスク因子については大きな問題はないと考えて良いでしょう。

ただし、脳のネットワークは大人になってからも増やすことができるし、逆に頭を使わなければどんどん脆弱《ぜいじゃく》になっていきます。アルツハイマー病を防ぎたいのであれば、中年期を過ぎてからでも頭をたくさん使って学ぶことをすすめます。

その内容はどんなことでも良いでしょう。歴史でもスポーツでもグルメでも芸能でも……。自分が興味を持てる分野について、本を読んだり資料を追って調べたりして、知的作業を続けましょう。それにより、脳に良い刺激を与えてあげましょう。

もちろん、本書をここまで読み進めてもらっているように、アルツハイマー病に関して勉強すれば、予防行動も身につくので一石二鳥ですね。

アルツハイマー病に限らず、よく学ぶ人は病気に勝つ確率が高くなります。私の専門である糖尿病でも、ただ言われるままに治療を受けている人と、病気のメカニズムを理解した上で自分なりに生活習慣を見直していける人では、治療の結果が違ってきます。いくつになっても、どんなことに関しても、正しい知識を持つ人は強いのです。

2．難聴――騒音が脳に与える大きな影響

この調査結果で指摘されるリスク因子について、「なぜ？」と疑問を持つのが「難聴」ではないでしょうか。しかし、専門家たちの間では、難聴が認知症の大きなリスクとなることが早くから知られていました。

とくに、アメリカのＮＩＡ（国立老化研究所）が行なった研究では、60歳以上の人にとって、アルツハイマー病のリスク因子の36％が難聴と関わっていると結論づけています。難聴になると耳からの情報が入りにくくなり、認知機能が低下するこ

とが原因だと思われます。

たとえ軽症であっても、長い時間をかけて難聴が進行していくうちに、どんどんアルツハイマー病のリスクが高まっていきます。「歳だからよく聞こえなくて当然」などと言わずに、耳が聞こえにくくなったら躊躇せずに補聴器を用いて、耳から入る情報量を維持するようにしましょう。

一方で、難聴になる最大の理由は、**普段から大きな音を聞いていること**です。日常的に工事現場などつねに騒音が生じる状況にいる人は、「騒音性難聴」に気を付けなければなりません。

さらに憂慮《ゆうりょ》されるのが「音響性難聴」です。

WHO（世界保健機関）は、2015年段階で世界のおよそ3億人以上が音響性難聴障害に罹っており、2050年までに12〜35歳の約5割にあたる11億人が音響性難聴のリスクに晒《さら》されると報告しています。

音響性難聴の最大の原因は、イヤホンで大音量の音楽を聞くこと。コンサート会場などで耳にするレベルの音量よりも、イヤホンは直に耳の中に音が入るため危険度が増すことがわかっています。

電車の中はもちろん、歩行中でも耳にワイヤレスイヤホンを付けている人を多く見かけます。イヤホンの質が向上したために、以前のように周囲に迷惑をかける音漏れは減りましたが、その分、耳に直接入る音は増えているはずです。

小さな音を聞き取る細胞の老化は、日常的に聞いている音が大きいほど進行します。また、この細胞は再生されないので、聞こえにくくなった人は音量のほうを上げることになります。それによってさらに難聴が進むという負のスパイラルに陥ってしまうのです。

3．頭部外傷——頭を打って「記憶障害」はホントに起きる

頭部外傷とは、なんらかの力が加わることで頭部の軟部組織、頭蓋骨、頭蓋内の

脳などに損傷が生じることを言います。

頭部外傷が生じる原因としてよくあるのが交通事故で、そのときはたいしたことはないと思っていたのが、後から甚大な障害が出てくることが多々あります。

中年期までは、スポーツなどで頭部外傷を受ける人も多く見られますし、高齢になってからは転倒にも注意が必要です。転倒で心配なのは骨折だけではありません。若い頃は滑って転んでも手足を擦りむく程度で済んだのに、歳を取ると受け身ができずに頭を打つということも起きます。

あまりよく知られていないのが、**頭を強く打つと、その部分とは反対の脳も損傷を受けやすい**ということです。

たとえば、頭の右側を強く打てば、右側の脳はもちろん傷つきます。さらに、柔らかい脳は衝撃で頭蓋骨内を移動して反対側にぶつかります。そして、左側の脳も傷ついてしまうのです。

脳が損傷すれば、その部位によってさまざまな障害が出ます。記憶を司るところがやられれば記憶障害が生じます。だから、幼児から大人に至るまで、頭は大事にしなければなりません。

また、アメリカンフットボールやボクシングのような激しいコンタクトスポーツでは、脳震盪《のうしんとう》がしょっちゅう起きます。そのときはすぐに回復しますが、何度も繰り返しているうちに、CTE（慢性外傷性脳症）という状態に陥ります。そして、長い年月の後に、認知機能の低下や抑うつといった症状に襲われてしまうのです。

このように、さまざまな外的要因で、あなたの大事な脳は傷つきます。アルツハイマー病をはじめとした認知症を予防したいなら、頭部外傷を負うようなことはなんとしても避けましょう。

4．高血圧――中高年に血圧管理が必要なもう1つの理由

2020年に『米国医師会雑誌』に掲載された論文で、高血圧を治療すると認知

症の発症率が下がるという報告がなされています。

認知症には大きく4つのタイプがあることは前述しましたが、脳梗塞や脳出血の後に生じる血管性認知症は、高血圧が大きな原因となっています。それは、47ページで紹介した久山町の研究結果を見ても明らかです。

しかしながら、高血圧が関与するのは血管性認知症だけではありません。間違いなく、アルツハイマー病のリスクも上げています。

まず、48ページで述べたとおり、血管性認知症とアルツハイマー病は併発しやすいことがわかっています。脳梗塞や脳出血によって脳が損傷すれば、血管性認知症だけでなく、アルツハイマー病にも罹りやすくなります。

また、血圧が高ければ、血管壁にかかる負担も大きくなり動脈硬化が進行します。動脈硬化が進めば、全身の細胞に運ばれる酸素や栄養量も低下します。脳細胞に運ばれる酸素や栄養が低下すれば、当然、脳のはたらきも悪くなりますね。

日本高血圧学会が示している血圧のガイドラインでは、上（収縮期）が140㎜Hg以上か、下（拡張期）が90㎜Hg以上であれば高血圧と診断されます。しかし、これは診察室で測定したものであり、よりリラックスできるはずの家庭測定では、上が135㎜Hg以上か、下が85㎜Hg以上であれば高血圧の扱いになります。

アルツハイマー病を予防したいのであれば、より厳しい血圧管理が必要です。**とくに、40歳を過ぎたら、上の血圧は135㎜Hg以下に、下の血圧は85㎜Hg以下に維持するように努めましょう。**

そのためにも、血圧は家庭で毎日測定し、記録しましょう。

正確性を期すために、手首などで測る簡易タイプではなく、**必ず上腕で測る器具を用いてください。**朝起きてトイレに行った後、朝食を摂る前に測ります。できれば、就寝前にも測ってください。

ただし、最初は緊張するでしょうし、血圧は日々変動します。一喜一憂せずにリラックスして測定を続け、高血圧気味であるなら医師の診察を受けてください。

もし高血圧を指摘されたら、適切に薬を飲みましょう。

「薬は副作用があるから恐い」とか「高血圧の薬は一度飲み始めたらやめられないと聞いた」とか、合理性に欠ける発想は捨てましょう。それによってアルツハイマー病のリスクを上げ、老化を早めてしまっています。私自身、毎日降圧剤を飲んでいます。医者として、高血圧の恐ろしさをよく知っているからです。

5．過度の飲酒――知らない人が多すぎる「過度の飲酒」の過度の意味

呑兵衛《のんべえ》はすぐに「酒は百薬の長だから」と言いたがります。しかし、そこには「あくまで量がほどほどであれば」という但し書きがつきます。

この研究では、過度の飲酒は認知症リスクを上げることが指摘され、アルコール摂取の上限を「**1週間あたり21 unit**」としています。

1unitは、純アルコールで8グラムあるいは10ミリリットルに相当します。つまり、1週間で純アルコール168グラム（210ミリリットル）、1日では24グ

ラム（30ミリリットル）という計算です。

では、1日量24グラムを身近なアルコール飲料に換算するとどうなるのでしょうか。

ワインなら222ミリリットル（グラス2〜3杯）、ビールなら555ミリリットル（中瓶かロング缶1本くらい）、日本酒は1合ほどに相当します。これらの量を超えて毎日飲んでいたら、アルツハイマー病のリスクが上がるということです。

ちなみに、日本の基準では、1日の純アルコール摂取量が、男性では40グラム以上、女性では20グラム以上で生活習慣病のリスクを高めるとされています。こうした基準を目安にしていた男性にとっては、24グラムという数字はずいぶん厳しいものに感じられるかもしれません。

しかしながら、『アルツハイマー病 発症メカニズムと新規診断法・創薬・治療開発』（新井平伊・著他／エヌ・ティー・エス）という専門書には、1日36グラム以上のアルコールを摂取する人はアルツハイマー病の罹患率が高く、1日20グラム未満の摂取では、危険率が0・06に低下（つまり34％低下）すると記述されています。

要するに、少なくともアルツハイマー病予防に関して言えば、日本の基準が甘すぎるのです。

加えて、日本人はもともとアルコールの害を受けやすい傾向にあります。アルコールを分解する「アセドアルデヒド脱水素酵素」の活性が低い人が半数近くを占めています。

人口の約5%は、この酵素の活性がまったくない人で、そもそもお酒が飲めませんから、アルコールの害も受けようがありません。

40%は、活性はあるが弱い人です。こういう人はすぐに顔が赤くなるものの、飲んでいるうちにだんだん慣れて飲めるようになります。しかし、それは酵素の活性が上がったのではなく、無理して慣れただけだということを知っておかねばなりません。

お酒に弱い人が無理して飲み続けると、血圧が上がって脳梗塞や脳出血を起こしやすいことがわかっています。それが、血管性認知症しいてはアルツハイマー病につながることは、前の項目でも述べたとおりです。

残りの55%はそれなりには飲めますが、お酒に強いがゆえに飲みすぎてしまい、結局アルツハイマー病に近づきます。いずれにしても、アルツハイマー病予防に大酒は厳禁と覚えておきましょう。

6．喫煙——脳の酸欠を引き起こす悪魔の物質「ニコチン」

がん、心筋梗塞、高血圧、慢性腎臓病、脳梗塞……。タバコがもたらすさまざまな健康被害について、今更ここで述べるまでもありませんね。

タバコによって引き起こされるがんは、肺がんに留まらず、食道がん、口腔がん、咽頭がん、喉頭がん、肝臓がん、胃がん、膵臓がん、子宮頸がん、膀胱がんについてリスクが高まることが証明されています。

喫煙者は、あるがんから別の新たながんが発生する「二次がん」にも罹りやすいこと

も指摘されています。その上、アルツハイマー病のリスク因子であることがわかったなら、タバコは今すぐ手放しましょう。

しかし、多くの喫煙者にとって、禁煙はひどく難しいということも理解できます。これだけタバコの害がわかっていて、副流煙のために周囲から嫌な顔をされてもやめられないのは、立派なニコチン中毒になっているからです。中毒は脳の病気で、決して気合いや根性で治せるものではありません。

だから、「今度こそやめよう」と「やっぱりやめられなかった」を繰り返すのは合理的ではありません。一刻も早く禁煙外来に通院し、治療を受けるのが最良の道でしょう。

禁煙外来では、「**チャンピックス**」という禁煙補助剤を処方してもらうと良いでしょう。約2万円ほどの費用はかかりますが、1日1箱吸っている人なら、1か月ちょっとで元が取れてしまいます。

喫煙者本人はなかなかやめる気にはなれませんので、家族や友人が情報を提供して禁煙のお手伝いをするのも良いことだと思います。

7．うつ──気分の落ち込みが認知力低下の皮切りに

日本において、一生の間にうつ病と診断される人の割合（生涯有病率）は、男性では5〜12％、女性では10〜25％と言われています。つまり、うつ病は誰が罹ってもおかしくないありふれた病気の1つです（『教養としての精神医学』（松﨑朝樹・著／KADOKAWA）。

ましてや、うつ病とまではいかない軽度の「うつ状態」なら、かなり多くの人が体験するはずです。そして、この「うつ」が、アルツハイマー病のリスク因子であると指摘されているのです。

うつになれば、人と会うのも、出かけるのも、テレビを見るのも、食事をするのも……、あらゆることが面倒になります。脳への刺激も激減しますから、アルツハ

イマー病にも罹りやすくなるでしょう。

言うまでもありませんが、うつ病と診断されたらしっかり治療しましょう。**うつ病は「気の持ちよう」で治るものではありません。心療内科で正しい治療を受けることがたいへん重要です。**

とくに、閉経後の女性や初老期の男性は、ホルモン分泌や体力が低下することに伴い、「退行期うつ病」に罹りやすくなります。この場合、134ページから述べるホルモン補充療法が有効ですが、まずは正しい診断が先です。

「私は明るい性格だから」とか「私がうつになどなるはずがない」といった思い込みは捨てて、誰でもうつ病になり得るという前提で自分と向き合いましょう。それが、アルツハイマー病を予防するカギでもあることを忘れずにいてください。

8．社会的孤立――定年退職後に陥りやすい孤独感の正体

50代までは山ほどの仕事に追われていたり、子育てやさまざまな活動に忙しかったのに、いつの間にか自分を必要としてくれる場が減って、社会とのつながりが希薄になった……。

いわゆる**「燃え尽き症候群**（バリバリ働いていた人が急速に意欲を失う）」や**「空の巣症候群**（子どもが就職や結婚をして独立し、親としての仕事が終わる）」に陥り、孤独感を抱くようなら、アルツハイマー病のリスクも上がっていると考えて良いでしょう。

とくに、定年後の男性は社会的孤立に陥りやすいので注意が必要です。

女性の場合、たとえ仕事をしていても、家事や子育てにおいても多くのことを引

き受けざるを得ない状況にあったため、結果的に会社以外の世界も広く持っている傾向にあります。

一方で、会社に行けばそれだけで、自分の居場所や役割を見つけることができたために、家庭や近隣社会などほかのところで関係を構築できなかったのが、勤め人の男性です。

こうした男性が定年退職すれば、それまで当たり前のようにあった会社という世界はなくなります。おそらく、一番大事にしてきたであろう人間関係はほとんど失われてしまうのではないでしょうか。

そこで、いきなり家庭に自分の存在意義を見いだそうとしても、妻や子どもたちはすでに自分の世界を持っています。近隣社会においても、求められているのは「会社で偉かった人」ではなく、その社会の事情に詳しい人です。だから、定年後の男性は居場所や役割が見つけられなくなってしまいます。

このような状況で生じる社会的孤立は、アルツハイマー病のリスクを上げます。

できれば、会社で活躍している早い段階から、仕事を離れたつながりを地域や趣味の世界で構築しておきましょう。

今、定年退職したばかりであれば、これから新しい世界を開拓しましょう。そのときのコツとして私がよくアドバイスをしているのは、「**過去は捨てる**」ということです。せっかく趣味の集まりに思い切って参加したのに、そこで、自分が勤めていた会社の名前や地位など、過去のことについてひけらかしてはいけません。

新しい世界は、大規模なものでなくて良いのです。数名の楽しい友人や知人がいれば充分です。

アルツハイマー病の予防には、五感の刺激が大事。**きれいなものを見たり、良い匂いを嗅いだり、心地良い音を聞いたり、美味しいものを食べたり、いろいろなものに触れて、感動を忘れない毎日を送りましょう。**

9. 運動不足——頭の体操を加えて、単純な運動から複雑な運動へ

スポーツ庁では、運動不足で毎年5万人が死亡しているという試算を出しています。

また、運動によって得られる効果として、「自己免疫力の向上」「ストレス解消」「体重コントロール」「体力の維持・向上」「血流の促進」を挙げ、さらに高齢者には「筋量・筋力の維持、転倒防止」「認知症予防」「食欲増進」に良いと指摘しています。

運動には大きく、ジョギングや水泳などの有酸素運動、ストレッチなどの柔軟体操、筋トレの3種類があります。それぞれに利点がありますが、アルツハイマー病を予防したいと考えたら、すべてをバランス良く行なうと良いでしょう。

有酸素運動を行なえば、血行が良くなり、脳に取り込める酸素量も増えます。酸素は栄養を脳の組織の隅々に運んでくれます。ただし、ジョギングはあまり推奨できません。アスファルトの道を長時間走れば、膝などの故障につながります。早めのスピードで、軽く息が上がるくらいに歩くと良いでしょう。

柔軟運動で体を柔らかくしておけば怪我が少なくなります。高齢者が転んで骨折し、そのまま寝たきりになってボケてしまうのは、よくある話です。そうした事態を避けるためにも、入浴後などに簡単なストレッチを行ないましょう。

私は寝る前に15分ほどのストレッチと軽い筋トレを習慣にしていますが、それでもかなり汗をかくので、ほど良く疲れてぐっすりと眠れるという利点も感じています。

筋トレをすると、アイリシンというホルモン様の物質が分泌されることが最近の研究でわかってきました。そして、**アイリシンはアルツハイマー病の予防に効果があるこ**とも明らかにされています。

筋トレといっても、ジムでバーバルを持ち上げる必要はありません。スクワットやかかとの上げ下げなど、自分の体重を利用した「**自重運動**」を自宅で行なえば充分です。

運動で大事なのは、まとめてハードなことをするのではなく、毎日無理なく続けることです。そのためには、「いつでもどこでもできる」が重要。空き時間に、あるいはテレビを見ながら、着替えなくてもその場でできるような運動を習慣にしていきましょう。

10．大気汚染——他人事ではいられない！
脳のゴミを蓄積する環境問題

大気汚染と一口に言っても原因はさまざまですが、**自動車の排気ガス、住宅で燃やされる薪などの排煙、ＰＭ２・５（微小粒子状物質）、CO_2、一酸化炭素などによって汚染された大気を取り込むことが、認知症のリスクを上昇させると指摘されています。**

もちろん、がんや心筋梗塞などほかの病気についても、大気汚染が関与していることは明らかでしょう。しかしながら、よほど辺鄙《へんぴ》なところに引っ込まない限り、大気汚染と無縁でいることは難しいのも事実です。現代の便利な暮らしを享受したいなら、大気汚染と共存していくことになるでしょう。

だからこそ、日頃からの細かい対策が大事だとも言えます。

たとえば、天気予報でPM2・5がたくさん飛来してくることがわかっているのであれば、マスクをして出掛けるというのも良いでしょう。あるいは、室内でできる仕事や都合に切り替えるなどして、なるべく外に出ないという手もあります。

いずれにしても、小さな積み重ねが重要です。リスク因子の蓄積がアルツハイマー病を呼ぶことを考え、当たり前にできる対策を地味に重ねましょう。

11. 肥満——太っている人は脳のバリア機能が弱くなっている？

最近では、会社の健康診断でもＢＭＩを示すところが増えました。ＢＭＩは、肥満度合いを判定する世界共通の基準で、**「体重（キログラム）」÷「身長（メートル）×身長（メートル）」**という計算式で算出します。

この数字が25以上だと肥満とされ、日本人の場合、25以上ある人は一見して「太っている」と感じられます。たとえば、１７２センチの身長だと74キロ、１５８センチだと63キロが、ＢＭＩ25となります。

一方、厚生労働省が適正体重としているのはＢＭＩ22で、こちらは、１７２センチで65キロ、１５８センチなら55キロです。アルツハイマー病を予防するのであれば、適正体重まで落とすことが理想ですが、中年以降は、肥満と判定されないBM

BMI早見表

BMI25以上は要注意!

体重(kg) \ 身長(cm)	146	150	154	158	162	166	170	174	178	182
38	17.8	16.9	16.0	15.2	14.5	13.8	13.1	12.6	12.0	11.5
40	18.8	17.8	16.9	16.0	15.2	14.5	13.8	13.2	12.6	12.1
42	19.7	18.7	17.7	16.8	16.0	15.2	14.5	13.9	13.3	12.7
44	20.6	19.6	18.6	17.6	16.8	16.0	15.2	14.5	13.9	13.3
46	21.6	20.4	19.4	18.4	17.5	16.7	15.9	15.2	14.5	13.9
48	22.5	21.3	20.2	19.2	18.3	17.4	16.6	15.9	15.1	14.5
50	23.5	22.2	21.1	20.0	19.1	18.1	17.3	16.5	15.8	15.1
52	24.4	23.1	21.9	20.8	19.8	18.9	18.0	17.2	16.4	15.7
54	25.3	24.0	22.8	21.6	20.6	19.6	18.7	17.8	17.0	16.3
56	26.3	24.9	23.6	22.4	21.3	20.3	19.4	18.5	17.7	16.9
58	27.2	25.8	24.5	23.2	22.1	21.0	20.1	19.2	18.3	17.5
60	28.1	26.7	25.3	24.0	22.9	21.8	20.8	19.8	18.9	18.1
62	29.1	27.6	26.1	24.8	23.6	22.5	21.5	20.5	19.6	18.7
64	30.0	28.4	27.0	25.6	24.4	23.2	22.1	21.1	20.2	19.3
66	31.0	29.3	27.8	26.4	25.1	24.0	22.8	21.8	20.8	19.9
68	31.9	30.2	28.7	27.2	25.9	24.7	23.5	22.5	21.5	20.5
70	32.8	31.1	29.5	28.0	26.7	25.4	24.2	23.1	22.1	21.1
72	33.8	32.0	30.4	28.8	27.4	26.1	24.9	23.8	22.7	21.7
74	34.7	32.9	31.2	29.6	28.2	26.9	25.6	24.4	23.4	22.3
76	35.7	33.8	32.0	30.4	29.0	27.6	26.3	25.1	24.0	22.9
78	36.6	34.7	32.9	31.2	29.7	28.3	27.0	25.8	24.6	23.5
80	37.5	35.6	33.7	32.0	30.5	29.0	27.7	26.4	25.2	24.1
82	38.5	36.4	34.6	32.8	31.2	29.8	28.4	27.1	25.9	24.8
84	39.4	37.3	35.4	33.6	32.0	30.5	29.1	27.7	26.5	25.4
86	40.3	38.2	36.3	34.4	32.8	31.2	29.8	28.4	27.1	26.0
88	41.3	39.1	37.1	35.3	33.5	31.9	30.4	29.1	27.8	26.6
90	42.2	40.0	37.9	36.1	34.3	32.7	31.1	29.7	28.4	27.2
92	43.2	40.9	38.8	36.9	35.1	33.4	31.8	30.4	29.0	27.8
94	44.1	41.8	39.6	37.7	35.8	34.1	32.5	31.0	29.7	28.4
96	45.0	42.7	40.5	38.5	36.6	34.8	33.2	31.7	30.3	29.0
98	46.0	41.3	41.3	39.3	37.3	35.6	33.9	32.4	31.0	29.6
100	46.9	44.4	42.2	40.1	38.1	36.3	34.6	33.0	31.6	30.2

[出典] 厚生労働省「生活習慣病予防のための健康情報サイト」掲載内容を基に作成。

—25未満をキープできれば良いでしょう。

ＢＭＩの早見表を１０３ページに併記したので、自分の身長と引き合わせ、「ここまで行ってはいけない」という目安にしてください。

なお、ダイエットを考えたときに必要なのは、カロリー制限ではなく糖質制限です。カロリー制限で痩《や》せようとしたら、まず減らすことになるのが脂質です。しかし、食事で摂った脂質がそのままお腹の脂肪になるなどということはありません。また、脂質は細胞膜の原料となるなど、身体に必要不可欠な栄養素としてどんどん使われ、余ったら便と一緒に排出されてしまうことが多く、めったに蓄積されることはありません。それどころか、現状は不足気味です。脂質を減らすダイエットは、かえって健康を害しかねないのでやめておきましょう。

一方で、糖質（炭水化物）は即、肥満の原因となります。これまでもふれてきたように、血液中にブドウ糖が多くなるとインスリンが分泌され、そのはたらきによってブドウ糖がグリコーゲンや中性脂肪に換わり身体に蓄えられます。

最初はグリコーゲンに換わって肝臓や筋肉に蓄えられるのですが、そのキャパシティはあまり大きくありません。そのため、さらに余ったブドウ糖は、今度は中性脂肪に換えられ脂肪細胞に溜め込まれます。これが肥満のメカニズムです。だから、肥満を解消するには「糖質制限食」が最適なのです。その具体的な手法については次の第4章を参照してください。

なお、ここまでの説明で「**太っていること＝インスリンが大量のブドウ糖をせっせと処理していること**」という図式が理解できたと思います。しかし、最初はせっせとはたらいていたインスリンも、やがて量ばかりが出て効きが悪くなります。つまり、インスリン抵抗性を起こします。

インスリン抵抗性は、アルツハイマー病の直接的原因でしたね。このことからも、肥満がアルツハイマー病のリスク因子であることは明らかです。

12．糖尿病――「糖尿病性認知症」という言葉があってもおかしくない

この研究における、糖尿病についての1％という数字はあまりにも過小評価されていると私は感じています。糖尿病は、アルツハイマー病の最大のリスク因子であると、あらためて断言しておきましょう。

すでに述べてきたように、アルツハイマー病と糖尿病は、どちらもインスリン抵抗性という共通の原因を有しています。つまり、発症のメカニズムが同じだということです。

アルツハイマー病は、まさに「3型糖尿病」、「脳の糖尿病」であり、2型糖尿病に罹ったということは、その生活習慣からしてアルツハイマー病も発症する可能性がとても高くなります。逆に言えば、**普段から2型糖尿病にならないような生活を心**

掛けることが、アルツハイマー病を遠ざける非常に有効な手段となります。

そして、2型糖尿病あるいは予備軍であることを指摘されたら、第5章で説明するアルツハイマー病の検査を積極的に受けてください。アルツハイマー病は発症してからでは治すことができません。しかし、一歩手前のグレーゾーンなら対処できます。「自分はアルツハイマー病に罹りやすいのだ」ということを自覚して予防に努めていきましょう。

もちろん、糖尿病そのものの治療もしっかり受けてくださいね。放置して糖尿病が進行してしまった場合、腎症、網膜症、神経障害などの合併症が起きます。糖尿病は本当に合併症が恐ろしい病気なのです。

とくに、腎症は深刻で、毎年新たに4万人が透析を必要としています。透析は生やさしい治療ではありません。週に3回、4~5時間ベッドで横になっていなければなりませんから、仕事を普通に続けることや、泊まりがけの旅行なども難しくなります。

私は、「自分の患者さんを、絶対に透析を必要とさせない」をモットーにしており、実際にそれを実行してきています。

しかし、残念なことに、他院で治療を受けていた患者さんが透析を宣告されて慌てて私のところにやってくるケースも頻繁にあります。

私は、クレアチニンという腎臓検査の数値が4・0以下の状態であれば、透析が必要にならないように患者さんを守ることができますが、透析が必要なほどに悪くなってしまった腎臓は、どうやっても元に戻すことはできません。

ここにも、アルツハイマー病との共通点を見いだすことができます。

アルツハイマー病が発症してからではなく、MCI（軽度認知障害）の段階で予防治療に入ることが不可欠であるように、糖尿病もできれば予備軍の段階で、少なくとも糖尿病合併症初期の段階で、真剣に治療に取り組むことが必要です。

第4章

今からでも間に合う
アルツハイマー病予防対策

20代でも早すぎず、70代でも遅くない

前章では、世界的に注目された論文内容を中心に、アルツハイマー病を予防するための「生活習慣の基礎」とでも言うべき要素について述べました。

本章からは、アルツハイマー病が脳の糖尿病であるという柱に沿って、それを防ぐ方法を追求していきます。

これまでに何度かふれてきましたが、アルツハイマー病は症状が出る20年も前から始まっていることがわかっています。

だから、**その予防を念頭に置いた生活を送るのは、20代でも早すぎることはありません。もちろん、70代だから遅いということもありません。**誰でも今すぐ取り組むべき課題なのです。

とくに、遺伝的傾向が心配されるならなおさらです。

がんでも、心臓病でも、糖尿病でも……、病気には「罹りやすい傾向」というも

のがあります。糖尿病の場合も、親や兄弟姉妹に患者が多くいれば自分が罹る確率も高くなります。これは、いわゆる体質的なことに加え、子どもの頃からの生活習慣が似ていることも大きいでしょう。

アルツハイマー病も同じです。症状が出る20年も前から始まっているアルツハイマー病に、食事などの生活習慣が関与しているとしたら、家族歴を知っておくことにはたいへん意味があります。祖父母や曾祖父母など、わかる限り遡《さかのぼ》っておくと良いでしょう。

とはいえ、心配しすぎるのも良くありません。遺伝的要素はごく一部であり、あとは自分で改善が可能です。

注意深く自らの状態を把握し、必要に応じて対策をしていくことで、アルツハイマー病から我が身を守っていけば良いのです。

心配なら遺伝子検査を受けてもOK

前章で紹介したアルツハイマー病のリスク因子の中でただ1つ、修正不可能だったのが「アポE4遺伝子」です。

アルツハイマー病の原因は、脳にアミロイドβというタンパク質が溜まることですが、その蓄積や凝集に関わる物質の1つが「アポリポタンパクE」と呼ばれるものです。

それを司る「アポE遺伝子」には、主に「E2型」「E3型」「E4型」の3種類があり、2つで1組となってそれぞれの人の遺伝子型をつくっています。

この遺伝子の組み合わせでアルツハイマー病の発症率が違ってくることがわかっており、E4型があれば高くなります。

次ページの表にあるように、E3型が2つ組み合わさったケースと比較して、**E4型が1つでも入ると、発症リスクは3・2倍になります。さらに、E4型が2つ組み**

アポE遺伝子型別アルツハイマー病発症のリスク

遺伝子型（組み合わせ）	リスク（倍）
ε2/ε3	0.6
ε3/ε3	1.0
ε2/ε4、ε3/ε4	3.2
ε4/ε4	11.6

［出典］医療法人社団 江頭会 さくら病院 HP
（https://www.sakurahp.or.jp/dock/apoe.html）掲載内容を基に作成。

合わさると、11・6倍に上がります。

逆に、E2型が入ると発症リスクは下がります。

自分がどの遺伝子タイプであるかを、検査によって調べることができます。血液を5ミリリットルくらい採取するだけで、2〜3週間後には結果がわかります。

しかし、この検査でわかるのはあくまで「**発症リスクの増減**」です。E4型が2つのタイプでも発症しない人もたくさんいるし、まったく持っていなくても発症する人もたくさんいます。

だから、この検査によって心配も油断

も引き寄せてはなりません。

あくまで、自分を把握するための補助的な要素に留め、生活習慣の改善に着手していきましょう。

健康的に見えて
実はアルツハイマー病を量産する食事

アルツハイマー病を予防したいと考えたときに、最も重要なのが「食事」だということは第2章で述べてきました。アルツハイマー病に限らずどんな病気でも、食事内容を改善することでかなり予防効果が期待できます。

私がこう述べると、「自分は健康的な食事を心掛けているから大丈夫」と胸を張る人が一定数います。彼らに詳しく話を聞いてみると、その多くが「和食だから健康的」と考えていることがわかります。

しかし、それは大間違いなのです。

もちろん、和食にも素晴らしい要素はあります。たとえば、納豆や豆腐のような大豆製品、魚、海藻、キノコ、野菜類をたっぷり使ったおかずは健康的です。

ただ、定食であるなら、そこに、味噌汁とご飯が付きますね。味噌は優れた発酵食品ですが、塩分が高く血圧を上げます。

そして、何よりいけないのがご飯です。炊きたての白米は本当に美味しいですが、インスリン抵抗性を起こす大きな原因となります。つまり、**ご飯の多食は、アルツハイマー病も糖尿病も引き寄せてしまう**のです。

その理由を説明しましょう。

ご飯やパン、麺類などの炭水化物は「多糖類」といって、ブドウ糖が連なったつくりをしています。甘い砂糖は「二糖類」で、2つのブドウ糖からなっています。

多糖類も二糖類も、口から食べて消化する過程で、全部1つ1つのブドウ糖に分解されます。要するに、**ご飯を食べるのと砂糖をなめるのは、結果的に同じ行為**というわけです。

もちろん、白米に限らず玄米も、うどんもそばもラーメンも、全粒粉を使ったパンやパスタも、全部、糖質の塊です。それらを食べれば、分解されたブドウ糖が小腸から血液中に吸収されます。すると、インスリンが分泌され、まずはブドウ糖をグリコーゲンに換えて肝臓や筋肉に貯蔵します。

ただ、その容量が少ないために、余ったブドウ糖は中性脂肪に換えられ脂肪細胞に貯蔵されて太ります。

いずれにしても、こうした作業をするためには、インスリンがたくさん必要で、それを繰り返しているうちに、インスリンの効きが悪くなるインスリン抵抗性に陥ります。

ということは、**「糖質が多い食事＝太りやすい食事＝インスリン抵抗性を起こす食事＝糖尿病になりやすい食事＝アルツハイマー病になりやすい食事」**なのだとわかるでしょう。

和食は総じて炭水化物（糖質）が多く、おすすめできません。

カロリー制限不要、必要なのは糖質制限

さまざまな研究から、アジア人は欧米人と比べて糖尿病に罹りやすいことがわかっています。その理由が、白米の摂取量にあることもわかっています。

2013年にハーバード公衆衛生大学院のチームが、日本、アメリカ、オーストラリア、中国の4カ国で行なわれた、計35万2384名分の研究報告を分析した結果を発表しています。

それによると、**1日当たりの白米摂取量が茶碗1杯増えるごとに、糖尿病のリスクが11％上昇することが明らかになったのです。**実際に、世界中で糖尿病は増えているものの、その増加率は中国や日本など白米を多食するアジア地域において顕著です。

こうしたことからも、糖尿病対策として重要なのは炭水化物摂取量を減らすことなのは間違いありません。

ところが、いまだにカロリー制限をもとにした食事指導を行なっている医療機関

がほとんどです。しかし、血糖値をコントロールするために、カロリーなんて気にする必要はありません。

同じことが、アルツハイマー病予防にも言えます。

インスリン抵抗性を起こしてアルツハイマー病に近付くのを避けたいなら、日頃から気にしなければならないのはカロリーのことではなく、糖質摂取量についてです。

炭水化物の摂取がアルツハイマー病の進行を早める

ここで、「食品成分表」から3つの食材のカロリーをピックアップしてみましょう。

ご飯150グラム（ご飯茶碗1杯）は約240キロカロリーです。

牛ヒレ肉150グラム（ステーキ1枚）は約335キロカロリーです。

オリーブオイル36グラム（大さじ3杯）は約333キロカロリーです。

カロリー制限が必要だと主張する人たちの理論に従えば、肉や油を摂取するより白米のほうが安全ということになります。しかし、実際には、**血糖値を上げるのは肉でも油でもなく、白米だけです。**

消化の過程で、炭水化物がブドウ糖に分解されることはすでに述べてきました。同様に、肉などのタンパク質はアミノ酸に、脂肪は脂肪酸とモノグリセリドに分解されます。アミノ酸も脂肪酸もそれぞれ大事なはたらきをしますが、血糖値を上げることにはまったく関与しません。

血糖値を上げなければ、インスリン抵抗性は起きません。インスリン抵抗性が起きなければ、アルツハイマー病を遠ざけられます。

このように、中年と言われる年代になったら、むしろタンパク質や脂質を積極的に摂り、ご飯やパン、麺類などの炭水化物の摂取量を減らしていくことが健康の秘訣です。

隠れ糖質にはご用心

糖質制限の重要性を理解してくれたあなたが、好きなラーメンを我慢したり、ご飯の大盛りをやめたとしても、ほかのところで知らず知らずのうちに糖質を摂ってしまっていたら努力も台無しです。

実は、意外な食品に「**隠れ糖質**」が潜《ひそ》んでいます。

たとえば、カレーやシチューのルウなどには、かなりの小麦粉が使われています。シューマイやギョウザは皮が曲者です。野菜は総じておすすめですが、ジャガイモやカボチャは糖質が多いので摂りすぎには気を付けたほうが良いでしょう。健康に良いはずのヨーグルトも、加糖タイプは思っている以上に多くの砂糖が入っています。プレーンタイプに替えましょう。

次ページに代表的な食品の「隠れ糖質度」を示しておきましたから、それを参考に、糖質の少ない食事を心がけてください。

隠れ高糖質食品

知らず知らずのうちに糖質を摂っているかも!?

食品	目安量	糖質量
ビーフカレー	めし 180 g	87.9 g
クリームシチュー	若鶏 80 g	25.0 g
焼きギョウザ	豚ひき肉 50 g	17.2 g
ポークシューマイ	豚ひき肉 60 g	17.1 g
白身魚のフライ	白身魚 70 g	8.6 g
ナン	75 g	34.2 g
フルーツグラノーラ	40 g	27.7 g
ミネストローネ	トマト水煮缶 50 g	12.3 g
調整豆乳	200 g	9.0 g
加糖ヨーグルト	100 g	11.9 g
かぼちゃ	80 g	13.7 g
焼きいも	さつまいも 80 g	21.4 g
スイカ	100 g	9.2 g
バナナ	50 g	10.7 g
発泡酒	350ml	12.6 g

※白米（お茶碗１杯）の糖質量：55.2g

隠れ低糖質食品

代替食におすすめ！

食品	目安量	糖質量
豚しゃぶサラダ	豚ロース 75 g	4.1 g
ベーコンエッグ	鶏卵 50 g	0.2 g
塩鮭焼き	塩鮭 80 g	0.1 g
油揚げ	15 g	0.0 g
無調整豆乳	200 g	5.8 g
サニーレタス	25 g	0.3 g
プレーンヨーグルト	100 g	4.9 g
ウイスキー（水割り）	ウイスキー 30ml	0.0 g
焼酎（ロック）	50ml	0.0 g

［出典］『20万人を診た老化物質「AGE」の専門医が教える 老化をとめる本』（牧田善二／フォレスト出版）掲載内容を基に作成。

その上で、「今日から一切口にしない」と決めてほしいのが、液体の糖質です。コーラなどの清涼飲料水、缶コーヒー、エナジードリンク……、こうしたものには、恐ろしいほどの糖質が含まれています。

缶コーヒーでOKなのはブラックタイプだけ。微糖を謳《うた》っている商品も、実は糖質の塊です。

エナジードリンクを飲むと元気になったと感じるのは、カフェインの力はもとより、含まれている糖質によって一時的に血糖値が上がっているからです。本質的には、元気になっているどころか、不健康に向かっています。

こうしたことを理解した上で、コンビニで飲み物を買うときには、迷うことなくミネラルウォーターか糖分の入っていないお茶の棚を目指しましょう。

糖質摂取量を減らす小さな習慣の積み重ねが、あなたをアルツハイマー病から遠ざけてくれます。

AGEを溜めない調理法

第2章でも述べたように、AGEという悪性物質は老化の元凶であり、アルツハイマー病も含め、ありとあらゆる病気を引き起こします。

そして、AGEが身体に蓄積する、最大の原因は食事にあります。

AGEは、食材そのものにも含まれています。しかし、それよりも気を付けたいのが「**調理法**」です。同じ材料でも、その調理法によってAGEの増え方に大きな差が出るのです。

いちばんAGEの含有量が少ないのは生モノです。次に煮る、蒸す、焼く、揚げるという順番で、高温調理になればなるほどAGEは増えていきます。

とくにAGEが高くなるのは、タンパク質を高温で調理したときです。たとえば魚を食べるなら、揚げたり焼いたりするよりは煮たほうが良いし、それよりも生の刺身が良いということになります。

老化を進める食べ物トップ10（高AGE食品）

バーベキューチキン	約 16600KU/100g
ベーコン（焼く）	約 11000KU/13g
フランクフルトソーセージ（5分焼く）	約 10143KU/90g
鶏皮もも肉皮つき（焼く）	約 10030KU/100g
ビーフステーキ（オリーブオイルで焼く）	約 9050KU/90 g
チキンカツ（鶏むね肉皮つき・25分揚げる）	約 8965KU/90 g
豚カツ	約 7600KU/100 g
チキンナゲット	約 7764KU/90 g
ピザ	約 6825KU/100 g
フランクフルトソーセージ（7分ゆでる）	約 6736KU/90 g

［出典］『20万人を診た老化物質「AGE」の専門医が教える 老化をとめる本』（牧田善二／フォレスト出版）掲載内容を基に作成。

炭水化物を調理したものとしては、ジャガイモを揚げたフライドポテトやポテトチップスのＡＧＥ含有量は非常に高くなります。なかでも、マクドナルドのポテトについてはダントツのＡＧＥ量です。

加えて、こうした食品には「アクリルアミド」という発がん物質が多量に含まれますので、なるべく口にしないように心掛けましょう。

ちなみに、ＡＧＥはＫＵ（キロユニット）という単位で表します。１日の上限は７０００ＫＵから１００００ＫＵということをよく覚えておいてください。

124ページに高AGE食材をいくつか挙げておきました。私はこれらを「**老化を進める食べ物トップ10**」と呼んでいますが、見てのとおり、1食材だけで1日の上限を軽く超えてしまう恐ろしい食材ばかりです。

また、白い砂糖と人工甘味料については意外な研究結果が出ています。白い砂糖も人口甘味料もどちらもAGE含有量はゼロです。ただ、白い砂糖については糖質の塊であることに変わりはなく、血糖値を上げてインスリン抵抗性を起こしますので摂りすぎはもちろんNGです。

一方、人工甘味料は、血糖値を上げることはないので太ることはありません。しかし、恐ろしいことに、**人工甘味料は糖尿病になりやすい**ことが、一流科学誌『NATURE』で報告されています。こうした怪しいものは、一切口にしないほうが良いでしょう。

地中海式ダイエットは
アルツハイマー病にもよく効く？

健康と食事の関係について、世界のさまざまな機関で研究が進んでいます。研究内容も実験対象者もいろいろですが、共通して言えるのは、魚や植物性食品、オリーブオイルは健康に良い食材だということです。

私も、まったく同じように考えています。

そして、これらをまとめて摂取できるのが、「**地中海式ダイエット**」と呼ばれる食事法です。地中海式ダイエットは、糖尿病予防に大きな効果があることがすでにあちこちで証明されています。

さらに、日本の研究で、認知症予防に効果があることがわかりました。なんと、**地中海式ダイエットを取り入れると、アルツハイマー病で35％、血管性認知症は55％リ**

スクが低下するというのです。

地中海式ダイエットでは、素材としては魚や植物性食品（野菜、豆類、キノコなど）を中心に、調理にはオリーブオイルをたっぷり使います。炭水化物はあまり摂りませんが、魚や野菜をたくさん食べるので空腹感とは無縁でいられます。

私自身、毎日の夕食は、地中海式ダイエットの理論をなるべく取り入れ、白ワインをほどほどにたしなんでいます。

おかげで太ることもなく、肌もすべすべだと褒められます。地中海式ダイエットの効果は、私自身がよくわかっているので、自分の患者さんにも自信を持ってすすめています。

良い野菜には「ファイトケミカル」栄養素が詰まっている

「健康のために野菜を食べよう」というのは、ずっと前から言われていることです。野菜には、さまざまなミネラルやビタミン、食物繊維など健康を維持するために欠かせない栄養素が詰まっています。

最近では、免疫活性化物質である「**ファイトケミカル**」という栄養素に注目が集まっています。ファイトケミカルは強力な**抗AGE作用・抗酸化作用**を持った物質で、とくに植物性食品に多く含まれています。

というのも、植物は動物と違って移動ができません。まさに、置かれた場所で咲いているだけです。そういう植物には、動物や昆虫などの外敵に襲われても大丈夫なように、特別な防御物質が豊富に含まれているわけです。

野菜を食べることで、私たちもその成分をしっかりいただくことができるということですね。

ファイトケミカルには、ポリフェノール、イソフラボン、リコピン、カロテン、アントシアニン、イソチオシアネート、スルフォラファンなどいくつかの種類があり、野菜によって含まれる成分が違います。だから、いろいろな野菜をまんべんなくたくさん食べるというのが良いでしょう。

私は毎日、生の状態で350グラムに相当する野菜を食べています。すべて生では無理ですから、一部はサラダに、残りは蒸し野菜やおひたしなどにしてお弁当に詰め、主に昼に食べるようにしています。

ただし、先にも述べたようにジャガイモやカボチャには糖質が多いので避けるようにしましょう。葉野菜や実野菜を中心に、旬のものを食べるようにすると気分も上がります。

また、果物も植物性食品ではありますが、糖質がかなり含まれます。とくに日本の果物は甘みが強いのでほどほどにしましょう。

認知機能を向上させるシナモンの力

認知症予防に効果が期待できる意外な食材の1つに「シナモン」があります。

シナモンロールなど、さまざまな料理に用いられているシナモンは、その独特の香りが特徴です。

シナモンには、シンナムアルデヒド、クマリン、タンニンなどの生理活性物質が含まれていて、口から摂取すると、それら物質の一部が脳に入り込んで酸化ストレスや炎症を抑制する可能性があることがわかっています。

このシナモンが持つ効果を正しく調べるために、2021年イランのビールジャンド医科大学のチームが、さまざまなデータベースからシナモンに関する2605件の研究を探し出しました。そして、信頼できる40の研究を選び出し検証した結果、シナモンの摂取は人の学習や記憶を著しく改善すると結論づけたのです。

このチームは、2つの臨床試験も行なっています。

1つは10代の若者を対象としたもので、シナモンガムを噛むことによる変化を見ました。すると、ガムを噛むと不安が軽減され、記憶力が向上するという肯定的な結果が得られたそうです。

もう1つは、60歳以下の糖尿病予備軍の人たちを対象に、食パンに2グラムのシナモンを塗って毎日食べてもらうというものです。結果的には、認知機能に大きな変化は見られなかったということですが、糖尿病予備軍で認知機能の低下が見られなかったというのは、プラスに捉えて良いかもしれません。

もともとシナモンは、桂皮《けいひ》と呼ばれ漢方薬の材料にもなっています。血流促進などの健康効果があるので、積極的に日々の料理に取り入れると良いでしょう。

日光もAGEを増やす原因になる

驚くべきことに、紫外線を浴びることでも、体内のAGEは増えます。

その最もわかりやすい例が「シミ」です。よく誤解されがちですが、シミは肌がやけどを負った痕ではありません。**紫外線を浴びることでAGEがつくられ、それが溜まったのがシミなのです。**

次ページのグラフを見てください。

さまざまな年代の被験者（女性）の皮膚のAGE量を測定した結果です。29歳の被験者の場合、よく日に当たる眉間は29・7％、服を着ているため日に当たらない乳房は1・34％でした。紫外線によって、22倍ものAGEが身体に溜まってしまうということがよくわかります。

さらに、年齢を重ねていくことで総じてAGE量が増えていることもわかるでしょう。61歳と29歳の被験者を比較すると、前者は後者のおよそ2倍のAGE量になっています。歳を取ればそれだけ長い時間、日光に晒されてきたからです。

体内のAGEを増やさないためにも、紫外線から全身を守ることが必要になります。なるべく肌の露出を減らし、夏でも薄めの長袖で過ごしたほうが良いでしょう。肌を出す場合は、UVケアのクリームをしっかり塗ってください。

案外、忘れがちなのが頭皮や目です。帽子やサングラスで頭皮や目を紫外線から

年齢・性別に関係なく、紫外線対策を！

年代別・部位別の皮膚AGE量

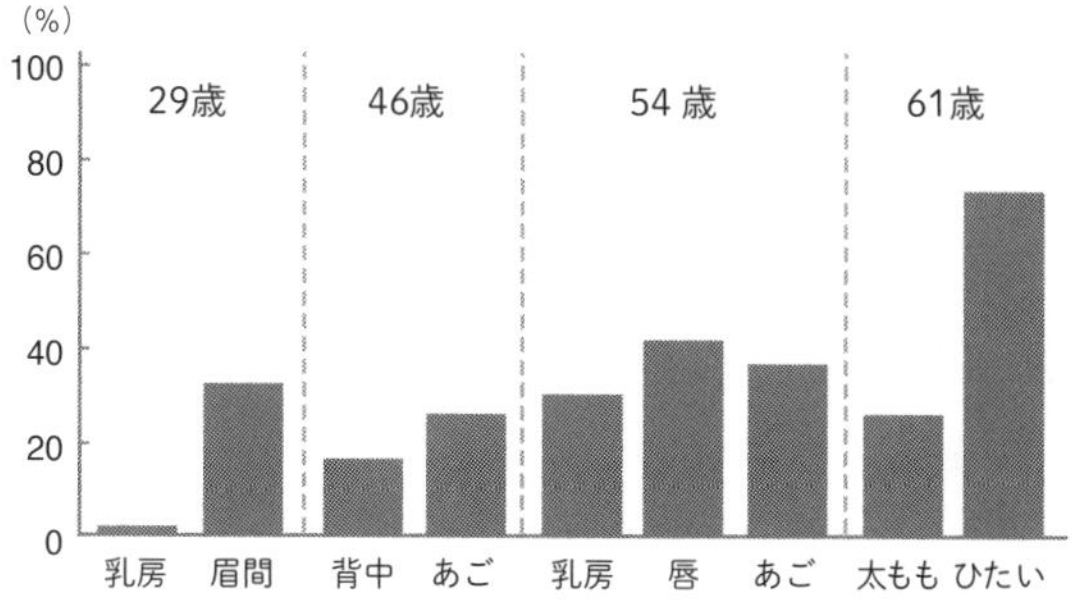

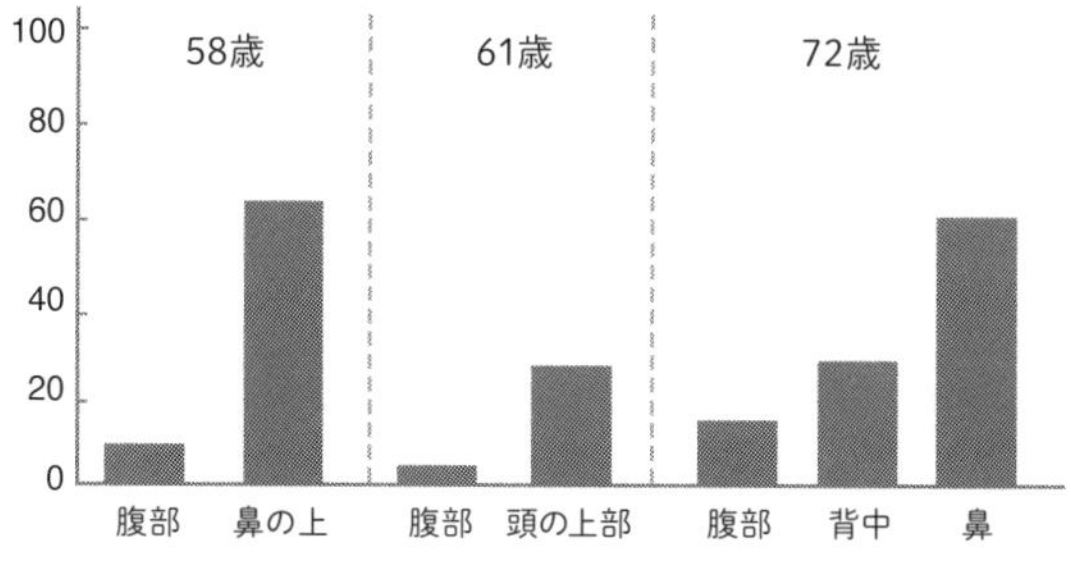

[出典] British Journal of Dermatology,145:10 18.2001 掲載内容を基に作成。

守ることも徹底しましょう。

最近では、猛暑の夏に男性も日傘を使うべきかどうかが議論されています。もちろん使うべきです。夏に限らず年中使ってほしいくらいです。若い頃は日焼けもかっこ良いですが、年齢を重ねると男性もシワやシミが増えて、いかにも老人臭くなります。見た目が老けているということは、それだけAGEが体内に溜まっている証拠と考えてください。

アルツハイマー病を予防したいなら、年齢、性別に関係なく紫外線は極力避けましょう。

ホルモン補充療法で全身が若返る

女性が閉経期を迎える頃に、更年期障害が起きることはよく知られています。女性ホルモンであるエストロゲンが減少することで、ホットフラッシュ、情緒の不安定、抑うつなど、さまざまな心身の不調に襲われます。

そして、第1章でお伝えしたように、エストロゲンの減少によってアルツハイマー病に罹りやすくなってしまうのです。

そのため、更年期以降の女性には、ホルモン補充療法は重要な選択肢の1つとなります。「そんなことは自然の摂理に反している」とか「なんだか恐い」などと言う声も聞かれますが、**ホルモンを補充することで、更年期障害の症状が落ち着くことはもちろん、アルツハイマー病、心臓病、脳卒中など加齢による疾患の予防が期待できます。**

100歳まで寿命が延びている今の時代には、長い老後をハツラツと生きる前向きな判断が必要ではないでしょうか。

ただし、直接的にエストロゲンを補充することはおすすめできません。エストロゲンを補充すると、がんの発生率が上がることがわかっているからです。

女性ホルモンには、エストロゲンとプロゲステロンの2種類があり、補充療法としては、専門家に相談の上、プロゲステロンを用いると良いでしょう。

私は、女性の患者さんが希望されるときには、**天然のプロゲステロンのクリーム**を処方しています。

このクリームは、顔、首、胸の上部、乳房、腕の内側、大腿、手のひら、足の裏など比較的肌の柔らかい部位に塗ることで皮膚から吸収され、最終的には血液中に入って全身に行き渡ります。

3時間ほどで吸収され、15時間くらい効果が持続します。塗る場所は1カ所に固定せず、4〜5カ所決めておいてローテーションしていくのが良いでしょう。寝る前に塗るとよく眠れるようになりますから、**入浴後、就寝前に1日量の中から多めに塗って、残りの少量を朝に塗る**のが最もおすすめです。

飲み薬ではなく、クリームを使ったホルモン補充をすすめているのは、それが一番生理的に安全で、かつ飲み薬や注射に負けない安定した血中濃度を維持できるからです。それも、人工的に合成したものではなく、天然のホルモンに限ります。

薬として口から飲んだ場合、胃で分解されたり、肝臓の解毒作用によって違う物質に換えられたりして、効果が減弱したり予想外の副作用が生じるおそれがあります。人工的に合成した場合も、同様の懸念《けねん》が生じます。

ときに、倦怠感《けんたいかん》、浮腫《むくみ》、性欲減退などの軽い副作用が出ることもあるようなので、信頼のおける製品を処方してもらうためにも、専門医に相談しましょう。

男性も更年期障害と無関係ではいられない！

更年期障害は女性特有のものではなく、実は、男性にも同じようなことが起きます。男性には、閉経のような明確な変化がないために、はっきり認識しにくいのですが、男性ホルモンのテストステロンが減少することによって、のぼせ、動悸《どうき》、やる気の減少、ＥＤ（勃起不全）などに悩まされるようになります。

これを、**男性更年期症候群（ＬＯＨ症候群）**と呼びます。

どの程度、テストステロンが低下しているかは、血液検査で簡単にわかります。次ページのグラフを見てもらえばわかるように、30代の頃と比べ、70代にもなれば、まさに「急減」といった感じです。

血液検査で低下度合いが大きいとわかったら、テストステロンを補充すると良いでしょう。女性の場合と同様、こちらもクリームタイプがおすすめで、陰嚢《いんのう》に少量塗るだけで、心身ともに若さを取り戻すことができます。

年齢による男性の血中テストステロンの推移

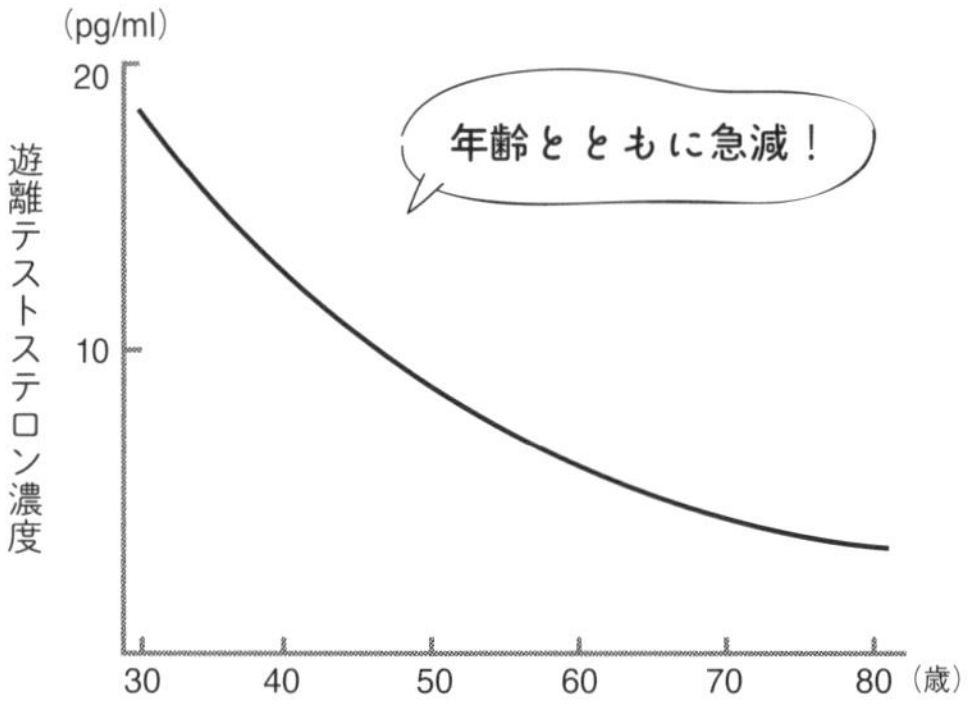

［出典］『アルツハイマー病は「脳の糖尿病」２つの「国民病」を結ぶ驚きのメカニズム』（鬼頭昭三・新郷明子／講談社）掲載内容を基に作成。

私自身もこのクリームを使っており、その効果を実感しています。

最初は毎日付けてみたら、７pg／mℓしかなかった血中テストステロン値が30pg／mℓまで上がりました。これは20～30代の数値なので、さすがに上がりすぎと、週に２回ほどにしてからはちょうど良い状態を保てています。

これらホルモンのクリームは、１本４万円ほどしますが、少量ずつの使用なので３～４か月は持ちます。アルツハイマー病予防だけでなく、気持ちが明るく前向きになって若さを保てることを考えたら、決して贅沢なものではありません。あなたもプロゲステロンまたはテストステロンのクリームを使って、アルツハイマー病とは無縁の、若く健康的な人生を送ってください。

アミロイドβから脳を守る補酵素「コエンザイムQ10」

コエンザイムQ10は、体内の酵素のはたらきを助ける「**補酵素**」と呼ばれる栄養素で、摂取した栄養をエネルギーに換えるために欠かせない物質です。

また、**老化を抑制する強力な抗酸化作用**も持っています。

若いうちは自分の体内でたくさんつくり出せますが、加齢とともに減少することが、さまざまな老化現象や病気の引き金となります。そうしたこともあって、サプリメントとしても人気で、疲労回復などを目的に多くの人が愛用しているようです。

今、そのコエンザイムQ10に、認知症予防の観点からも注目が集まっています。

アルツハイマー病に罹患したマウスに、コエンザイムQ10を投与するという実験では、脳内酸化マーカーが抑制され（つまり老化が抑えられ）、アミロイドβの低減作用が認められたそうです。

さらに、いくつかの疫学調査では、血中コエンザイムQ10濃度が低いと、認知症発生頻度が高くなることも明らかになっています。逆に言えば、**血中コエンザイムQ10濃度が高ければ、アルツハイマー病の予防にも寄与する**ということです。

もともと私たちの身体には、脳をアミロイドβから守る仕組みが備わっています。そこで活躍するのが、神経細胞への毒性を抑える「TTR」や、アミロイドβを排除する「C3」といった特殊なタンパク質です。

このタンパク質について、血中コエンザイムQ10濃度が高いほどTTRも高く、C3の減少を抑えられるといった報告が、第36回日本認知症学会学術集会でなされています。

こうしたことからも、コエンザイムQ10をサプリメントで摂取することは、アルツハイマー病予防に効果があると考えて良いでしょう。

脳の萎縮を軽減させるＤＨＡ・ＥＰＡ

アメリカ、ロードアイランド病院の研究チームは、ＮＩＨ（アメリカ国立衛生研究所）が主催する「アルツハイマー病の克服を目指す全国規模の臨床研究」に参加している人々を対象に、さまざまな角度から認知症に関する調査を行ないました。

具体的には、１０４３名の高齢者を対象に、認知機能検査（アルツハイマー病を経時的に評価する指標である「ADAS-cog」および「MMSE」）と、脳のＭＲＩ撮影を6か月ごとに行ない、アルツハイマー病の発症傾向を見ていくというものです。

その結果、アルツハイマー病のリスク因子である「アポＥ４型遺伝子（１１２ページ参照）」を持たず、研究開始時に認知機能が正常だった人の中で、オメガ３系脂肪酸のサプリメントを常用していた人は、そうでない人に比べて認知機能の低下が有意に抑制されていることがわかったのです。

また、ＭＲＩ撮影の結果でも、認知機能に関する領域の脳萎縮が軽減していたという報告もありました。

オメガ3系脂肪酸は、DHAやEPAと呼ばれるもので、サバ、サンマなどの青魚に多く含まれています。

こうした食品を普段から多く食べるように心掛けるとともに、サプリメントを摂取するのも良いでしょう。DHAやEPAのサプリメントは、近所のドラッグストアでも売られています。ただし、品質はさまざまですから、信頼のおけるメーカーのものを選ぶようにしましょう。

ストレスホルモンはアルツハイマー病にも関与していた

本章の最後に、「**コルチゾール**」というホルモンについてお伝えしましょう。コルチゾールは副腎皮質から分泌される、私たちの生命維持に欠かせない物質の1つです。「**ストレスホルモン**」とも呼ばれ、ストレスを感じると多く分泌され、交感神経を刺激して脈拍や血圧を上げる作用をします。

このコルチゾールが過剰に分泌されると太りやすいということは以前から証明されていましたが、アルツハイマー病などの認知症のリスクを上げることもわかってきました。つまり、**ストレスだらけの生活は、それだけアルツハイマー病に近づく**というわけです。

もっとも、ストレスが身体に悪いということは、多くの人が理解していると思います。それでも、「しかたない」「どうにもならない」と我慢し、放置してきたのではないでしょうか。

しかしながら、アルツハイマー病のリスクを高めるとなれば、そんなことは言っていられません。誰かのやることにイライラしたり、時間に追われてせかせか生きるのはやめましょう。

ストレスなる出来事があると、人はどうしても、そのことに思考が集中していきます。考えても腹が立つだけのことについて、さらに考える結果となり、どんどんストレスが大きくなっていく負の連鎖が生じます。

ストレスを感じたら、可愛いペットの写真でも見て、気持ちを一旦落ち着かせるようにしましょう。オフの時間を充実させて、ストレス解消を上手にすることも重要です。

それが、あなたがいつまでも若々しくいるために必要な第一歩です。

第5章

事例多数！アルツハイマー病予防治療の劇的効果

ＭＲＩは万能な検査ではない

ここまでお伝えしてきたように、アルツハイマー病は症状が出る20年くらい前から始まっています。それから長い時間をかけて脳の神経細胞が減少していき、ＭＣＩ（38ページ参照）の段階を経て、ようやく症状が出てきます。しかし、そのときにはもう治しようがありません。

だから、発症の前段階で異変を発見し、予防治療を行なうことが何よりも大事になってきます。「そんなことができるのか」と問われれば、自信を持って「できます」と答えます。実際に、私の患者さんたちがそれを証明してくれているからです。

その具体的方法としては、**脳をＭＲＩで撮影し、ＶＳＲＡＤという診断支援ソフトで脳の萎縮度合いを解析する検査を受け、状況に応じてサプリメントを服用してもらいます。**

ＭＲＩは磁気共鳴画像と言って、強い磁石と電波を利用することで、人体を縦横斜めさまざまな方向から断面画像で表示できます。X線を使わないので、被爆することもありません。

ただ、脳動脈瘤のクリップ手術を行なっていたり、心臓にペースメーカーを使用していると受けられないケースもあります。また、タトゥーやアートメイクを施している人はやけどの原因になるので注意が必要です。強力な磁場を発生させるため大きな音が出ますし、トンネル状の装置に入るので、閉所恐怖症の人は少し大変かもしれません。とはいえ、脳だけであれば20分程度ですみますから、あまり心配はいらないでしょう。

よくある脳ドックなどでMRIの検査を受け、動脈瘤や小さな梗塞痕《こうそくこん》などが見つかれば、脳出血や脳梗塞について早期対処が可能になります。

しかし、アルツハイマー病の早期発見には、撮影した画像を診断支援ソフトであるVSRADに通すことが重要です。このオプションのために余計にかかる時間は、わずか5分ほどです。

アルツハイマー病を早期発見できる唯一の方法

ＶＳＲＡＤは、当時、国立精神・神経医療研究センター脳病態統合イメージングセンター長を務めていた松田博史氏監修のもと、大日本印刷とエーザイが共同で開発しました。今日では、「物忘れ外来」を開設している医療機関の多くがこのソフトを採用しています。

ＶＳＲＡＤのはたらきは、脳をボクセルという2ミリ立法単位ごとに区切って、その中の灰白質の分量を計測するというものです。その上で、アルツハイマー病でよく侵される脳内の箇所、とくに海馬傍回《ぼうかい》、海馬、扁桃《へんとう》といった内側側頭部の萎縮度合いを、「Ｚスコア」という数値に表します。

Ｚスコアは、以下の4段階に区分されます。

0〜1：脳の萎縮がほとんど見られない正常範囲

1〜2：萎縮がやや見られるMCI（軽度認知障害）の段階

2〜3：アルツハイマー病が疑われる

3以上：重度のアルツハイマー病であることが強く疑われる

いずれにしても、2を超えたらアルツハイマー病が疑われるわけですから、そのときは専門医の総合的な診察が必要になります。

VSRADでは、脳の萎縮度合いを見ることでアルツハイマー病の疑いがあるかどうかがわかりますが、その脳の萎縮がアルツハイマー病以外の理由で生じている可能性もあります。

そこで、口頭の質問形式で行なう長谷川式簡易知能評価スケールやミニメンタル・ステート（MMSE）などの検査結果と合わせて診断を下します。

ただ、繰り返し述べますが、**診断を下されたのでは遅すぎる**のです。

重要なのは、**1を過ぎた段階で予防治療に入ること**。アルツハイマー病にはなっていないが、その兆候が始まったMCIの段階で予防治療に入ることです。

とくに女性の場合、50歳くらいから症状が出ることがありますので、もし、親族にアルツハイマー病の人がいるなら、30歳あたりからこの検査をしてもらうと安心でしょう。

なお、VSRADは50歳以上を対象にしているケースも多いので、詳しくは医療機関に相談してください。多くの場合、保険外でも3万円程度で受けられるはずです。

アルツハイマー病が怪しくなったら飲む特効サプリ

私は糖尿病専門医ですから、クリニックの患者さんはほぼ全員が糖尿病を患っています。糖尿病であることはアルツハイマー病に罹る可能性が高いので、私は患者さんに2年に1度、最低でも4、5年に1度はVSRAD検査をすすめています。

そして、Zスコアが1を超えた患者さんには、アルツハイマー病の予防効果があることが確認されている「**イチョウ葉エキス**」のサプリメントを飲んでもらうようにしています。

具体的には、次のように対処しています。

Zスコアが0~1未満なら一応安心ですが、予防を希望する患者さんには、0・5を超えたら少量（朝のみ2錠）の服用を開始してもらいます。

1以上になったら必ず服用。量も多めに、朝食後と昼食後に2錠ずつの計4錠飲んでもらいます。このサプリメントには脳の血流を改善する作用があるので、眠れなくなってしまう可能性を考えて、夕食後は避けてもらっています。

もし2以上ならば、すぐにアルツハイマー病の専門医に紹介します。そこで確実な診断を受け、必要な治療を受けてもらうことが必須だからです。

なぜ、「イチョウ葉エキス」が選ばれるのか？

では、なぜ、「イチョウ葉エキス」なのでしょうか。

一口にサプリメントと言っても玉石混淆《ぎょくせきこんこう》で、正直なところインチキ臭いものも出回っているように思います。たとえば、肌に良いからと「コラーゲン」を口から摂取するというのはたいへんにバカげています。コラーゲンは消化の過程でほとんどアミノ酸に分解されてしまうので、肌に届くことは絶対にありません。

一方で、イチョウ葉エキスにはたしかな効果があります。

とくに欧米においては、日本よりも早くからその有効性が認められています。さまざまな研究論文が残されている中から、1つ紹介しましょう。

1997年、ある大学の研究チームが、軽度から重度の認知症（アルツハイマー病と脳血管性認知症）の患者309名を対象に、プラセボ群と、「EGb761」というイチョウ葉エキスのサプリメントを1日120ミリグラム52週間にわたって投与する群に分けて比較しました。

その結果、プラセボ群に対しEGb761投与群では、患者の認知力を測定する「ADAS-cog」というスコアが1・4ポイント改善し、患者の行動指数を表す「GERRI」というスコアは0・14ポイント向上したと報告されています。

また、当時の痴呆症患者に対しても同様の調査研究がいくつか行なわれており、やはりプラセボ群に対してEGb761投与群では、認知機能の向上が見られたというのです。

いずれの場合も、6か月から1年にわたる投与であり、その安全性は確認されています。

こうした信頼のおける研究論文を精査した上で、私は自分の患者さんにもイチョウ葉エキスをすすめるようになりました。およそ20年にわたりイチョウ葉エキスをすすめてきて、その効果を心底実感しています。

いったいどのくらい効いたのかについては156ページからの事例で詳しくお伝えします。

安心安全なサプリメントを選ぶときの指標

そもそも、イチョウ葉エキスというのは、銀杏の葉を有機溶剤につけ、フラボノイド配糖体やテルペノイドなどと呼ばれる有効成分を抽出したものです。

イチョウは、約3億年前から存在している最も長寿の植物です。恐竜もいた時代から地球に生い茂っており、ほかの植物が死に絶えた氷河期さえも生き延びました。

その素晴らしい生命力を有するイチョウに、私たちの**脳を若返らせる成分**が含まれていることが明らかになったのです。

ただし、製品を選ぶ目は必要です。

サプリメントは医薬品と違って、含まれる有効成分には製造元によってばらつきがあります。また、イチョウにはギンコール酸という皮膚炎やアレルギーを起こす有害物質も含まれており、それを取り除く過程がたいへん重要になります。

過去には、ギンコール酸が多く含まれた粗悪品が出回ったことがあり、2003

年に日本健康・栄養食品協会が自主規格を制定し、それを満たしている製品には**「JAHAマーク」**という認定の印を与えています。

その規定では、ギンコール酸を5ppm以下に抑え、かつ有効成分であるフラボノイド配糖体が22～27%、テルペノイドが5～7%含まれていることが、条件とされています。

日本製品なら、JAHAマークを1つの指標に選ぶといいでしょう。

ちなみに私は、もっぱら欧米の製品を用いています。欧米では、厳しい規格検査を通過したイチョウ葉エキスが医薬品として使われています。製造方法について厳格な規格が設けられていて、それに合格した製品だけが販売を許可されているのです。

また、成分の濃度も高くなります。

外国製品は、有効成分の抽出をアセトンと水で行なっています。この方法だと多くの成分を抽出できますが、日本では、食品衛生法によってアセトンが使えず、エタノールと水を用いているのです。このような理由もあって、**私は日本製より欧米**

などの外国製品をすすめています。

外国製品も、今はネットで簡単に手に入る時代になりました。また、リアルな店舗で販売している薬局もあります。成分について心配なら、そうしたところで相談してみても良いでしょう。

【事例1】明らかなアルツハイマー病から正常範囲内へ脱した男性

1938年生まれのAさんは、起業して大成功を収めた人物です。まだまだ経営者としても頑張れる70歳のときに会社を売って、奥さんと2人で悠々自適の生活に入りました。

と同時に、私のクリニックを訪ねてきました。Aさんは、すでに他院で糖尿病を指摘され、カロリー制限による食事法を指導されていました。しかし、頑張っているのに血糖値コントロールがうまくいかず、私のところにやって来たのでした。身長は160センチで体重は63キロとちょっと太め。ヘモグロビンA1cが7・4%と、たしかに血糖値コントロールは良くありません。ただ、幸運なことに腎臓の合併症はまったく出ていませんでした。

このAさんに初めてVSRAD検査を受けてもらったのは、2010年1月15日、71歳のときでした。

さて、送られてきた結果を見ると、なんとZスコアが2・35もあります。2を超えるとアルツハイマー病という診断になりますから、私は急いで専門医を紹介しました。そこでさらに詳しく検査をしたところ、「たしかにアルツハイマー病はあるが、症状が悪くないのでもう少し様子を見て、時期が来たら治療を始めましょう」ということになったそうです。

Aさん本人はそれでなんとか納得したのですが、そうはいかなかったのが奥さんでした。

「様子を見ていて悪化したら困ります。今からなんとかなりませんか?」

Aさんに付き添ってきて必死に訴える奥さんの様子に、私も心を打たれ、「アルツハイマー病に効くという研究報告があるから試してみますか」とイチョウ葉エキスをすすめてみました。しかし、このときの私はまだ半信半疑でした。なにしろ、AさんのZスコアは2を超えていたのです。

それからAさんは、1日4錠（朝昼2錠ずつ）の服用を続け、約1年後の2011年3月4日に再びVSRAD検査を受けると、Zスコアは1・94と大きな改善が見られました。

何もしなければ普通は悪化しているはずのZスコアが改善していることに、私はたいへん驚き、イチョウ葉エキスの効果を確信しました。

その後、Aさんは服用を続け、2012年7月30日の検査では1・78に、さらに2013年10月7日には0・81と、Zスコアは正常範囲にまで戻ったのです。

そして、今もなお、アルツハイマー病の症状が出ることなく元気に過ごされています。

つまり、アルツハイマー病に片足を突っ込んだ人が、イチョウ葉エキスを服用して3年後には正常に戻り、80代に入ってからも発症せずにキープできているわけです。

Aさんは、最初にアルツハイマー病を指摘された2010年から、陶芸を始めています。いろいろ創造的な工夫を凝らし、かつ手先を使う陶芸という作業が脳にも良いはずだと考えてのことでした。

アルツハイマー病の進行を遅らせる方法の1つに、「作業療法（177ページ参照）」がありますが、Aさんの陶芸は、まさにそれと同じ効果があったと思われます。

その後、陶芸の腕はどんどん上達し、80代の今ではプロ並みの作品をつくるようになっています。

私もいくつか作品をいただきましたが、それを眺めていると、Aさんがアルツハイマー病を発症せずにいる喜びでいっぱいになります。

【事例2】運動併用でアルツハイマー病の予兆をコントロールした女性

Bさんは、会社勤めをしながら千葉県で家族と暮らしている50代の女性です。身長160センチ64キロとやや太めですが、若い頃はもっと太っていたそうです。41歳のときに糖尿病を指摘され、他院で治療を続けていました。父親も糖尿病だったようで、遺伝的体質もあるようでした。

尿に泡が混じったり、手足の先がしびれるなど、糖尿病の症状を自覚しており、ヘモグロビンA1cは6・9〜9・1%を推移し、血糖値コントロールもうまくいっていないようでした。このままではマズいと、44歳のときに、ホームページを見て私のクリニックにやって来ました。

早速、糖尿病の治療に入り、糖質制限食を続けてもらうと、血糖値はコントロールできるようになりました。

アルツハイマー病については、まだ若かったこともあり、無理にはVSRAD検査をすすめませんでした。本人も仕事が忙しく、とてもアルツハイマー病の心配までしていられないという感じでした。

そんなBさんが、初めてVSRAD検査を受けたのは、2015年7月14日、47歳になってからのことです。検査センターから届いた結果を見て、私は慌てました。Zスコアが1・47もあったのです。これは、すでにMCIであることを示しています。この若さでZスコアが1を超える人は、私の知る限り1%もいません。

65歳未満で発症するケースは「若年性アルツハイマー病」と呼ばれ、進行が早いこともわかっています。私はそのリスクについて説明し、早い段階で予防治療に入るべきだとイチョウ葉エキスの服用をすすめました。

しかし、Bさんはサプリメントを飲むことに少し抵抗があるようでした。よく知られたビタミン剤などと違って、イチョウ葉エキスがどういうものなのかよくわからないという気持ちがあったのでしょう。「まずは、運動などで発症予防努力をしたい」ということでした。

私は、Bさんの意思を尊重し、スクワットなどの筋肉運動を続けてもらうことにしました。サプリメントを敬遠したとはいえ、アルツハイマー病に対する不安は大きかったのでしょう。Bさんは熱心に運動に取り組まれました。

すると、翌２０１６年７月12日の検査でZスコアは１・40と微減。２０１７年６月13日には１・24と改善傾向を示しました。運動の効果があったものと思われます。

しかし、２０１８年６月19日には１・30と再び上昇し、２０１９年８月11日に１・57となりました。１・57はそれまでの最悪の数字で、そのまま上昇を続ければアルツハイマー病と診断される２を超えてしまいます。

運動だけでは効果に限界があると感じたBさんは、納得の上、51歳からイチョウ葉エキスを飲み始めました。その結果、２０２１年５月18日には、１・34と再び改善傾向を見せ、とくに心配したような副作用もなく、確実な効果が得られたことにたいへん喜んでいました。

また、せっかく身についた運動習慣を手放したくないと、今も積極的に身体を動かしています。そのことは、もちろん糖尿病にも良い影響を与えています。

これからも、イチョウ葉エキスと運動の両面作戦で臨めば、アルツハイマー病の発症を防いでいけるでしょう。

【事例3】若年性アルツハイマー病を絶対阻止する強い意志を持った女性

Cさんは、東京で一人暮らしをしているキャリアウーマンで、健康に対して非常に意識の高い50代の女性です。

仕事は座っていることが多い事務職なので、毎日8000歩を目標にウォーキングもしています。その効果もあってか、身長158センチ、体重48キロとスマートな体型を保っており、いつも素敵な服を着こなしています。

そんなCさんが、私のクリニックを訪ねてきたのは49歳のとき。実は、Cさんは糖尿病ではありません。健康診断でコレステロール値が高いことを指摘されたのをきっかけにやって来たのです。

コレステロールが問題なら、なにも糖尿病専門医の私でなくても良さそうです。おそらく、99％の人は近所の内科医に任せておしまいでしょう。しかし、健康意識の高いCさんは、「この際、しっかりした検査を受けて、いろいろな病気を未然に防ごう」と思い立ち、本を読んで私のところへ来てくれたのです。

私は著書の中で、自分の患者さんがアルツハイマー病、がん、心臓病などあらゆる病気について、最新かつ最善の検査を受けられるようにしていることを述べているので、それを評価してくれたようでした。

当時のCさんは、更年期で婦人科に通ったりしてはいたものの、内科的な薬物治療は受けていませんでした。

私は、コレステロール値を下げる治療を開始すると同時に、Cさんの希望通り、がんや心臓病などについて最高レベルの医療機関を紹介し、検査を受けてもらうことにしました。

もちろん、そこにはVSRAD検査も含まれています。

Cさんが初めてVSRAD検査を受けたのは、2015年5月5日のことでした。送られてきた結果は、Zスコア0・85で正常範囲内です。

当時の私は、1未満の人にイチョウ葉エキスをすすめてはおらず、スコアが正常範囲内であることでひとまず安心していました。

一方で、Cさんはまったく油断することはありませんでした。「また、適正な時期に検査を受けたい」と非常に前向きです。一人暮らしであることや、責任ある仕事を任されている立場も踏まえ、「アルツハイマー病にだけは絶対になりたくない」と強く訴えてきました。

その後も定期的に私のクリニックを受診していたCさんは、2019年7月27日に2度目のVSRAD検査を受けました。4年前には0・85だったZスコアは、0・91と少し上がっています。そして、2021年5月11日には1・0、2022年10月15日には1・08と、ついに1を超えてきました。

もともと、加齢とともに海馬は少しずつ萎縮が進みますから、Zスコアも年齢に応じて高くなっていくのは当然です。

しかし、Cさんは56歳で安全範囲内の1を超えたわけで、その変化は看過《かんか》できません。放置したら、本人が最も恐れていた若年性アルツハイマー病を発症する可能性もあります。

そこで、Cさんの強い希望もあって、イチョウ葉エキスを1日2錠（朝のみ）飲み始めてもらいました。

私は、こうしたCさんの姿勢はたいへん素晴らしいものだと思っています。

もし、「コレステロールくらい、どうってことないでしょう」とばかり放置していたら、今はどうなっていたかわかりません。たとえ、コレステロールについては治療を受けたとしても、さらに一歩高い意識を持たなければ、アルツハイマー病は防げなかった可能性も大いにあります。

あらゆる病気について言えることですが、とくにアルツハイマー病の場合、その早期発見や予防治療は、本人の意識が非常に重要になってきます。

【事例4】正常範囲内でも予防治療で安心を得た女性

いつも明るく楽しいDさんは、今も会社役員として活躍する80代の女性です。76歳のときに私のクリニックにやって来ました。

若い頃から糖尿病を患っており、他院で治療を続けるも、ヘモグロビンA1cが7・3～7・7％くらいと、血糖値コントロール不良のまま過ごしてきたようです。こむら返りがよく起きるなどの症状も出ていました。

明らかな肥満体型で脂肪肝があり、高血圧も併発しています。治癒したとはいえ、過去にはがんも患っています。言ってみれば、生活習慣病のデパートのような状態でした。

さらに、年齢のせいもあってか耳が遠く、診察時の会話もかなり大きな声で話さないと理解してもらえません。第3章でもふれたとおり、難聴があるとアルツハイマー病に罹りやすいことがわかっています。

このような状態のDさんですから、私は早い段階から迷うことなくVSRAD検査をすすめました。Dさんが初めてそれを受けたのは、2013年8月2日、76歳のときです。

「もしかしたら悪い値が出るのではないか……」という私の心配をよそに、Zスコアは0・42と、年齢としてはかなり良い数値でした。

その後、2015年1月15日の検査でも0・41と相変わらず良好で、海馬の萎縮はまったく進行していないと考えられました。会社役員としての重要な仕事で頭を使い、趣味の手芸で手先を使っているのが功を奏していたのかもしれません。

とはいえ、さすがに80歳を超えると物忘れも頻繁にするようになり、2019年6月5日の検査では、Zスコアは0・65と少し上昇しました。

年齢を考えればこれでも上出来ですが、会社経営をしている夫は、公私ともにパートナーである妻の健康状態を心配したようです。夫婦で相談した結果、予防的な意味を込めてイチョウ葉エキスの服用を希望しました。

そして、2年間にわたる服用後、2021年1月6日の検査では0・64とスコアは改善傾向を示しました。これには、本人も夫も大喜びでした。

たくさんの病気を抱えながらも、それを吹き飛ばし明るく生きてきたDさんは、この調子でアルツハイマー病と無縁で過ごすことができるでしょう。

【事例5】MCIから悪化させることなく健康を維持し続けた男性

約10年前から私のクリニックで治療を受けているEさんは、70代の男性です。もっと以前に糖尿病を指摘されていたものの、不動産管理の仕事に忙殺され、あまり真面目に治療を受けてこなかったようです。

お酒も毎日3合以上の焼酎を飲んでおり、ご飯は早食い。一方で、運動は何もしていなかったそうですから、糖尿病はひどくなるはずです。他院から移ってきたときには、すでにインスリン注射が必要な状態になっていました。

最初は太っていた人でも、糖尿病が進行すると、膵臓が疲れてインスリンが分泌されなくなることから徐々に痩せていきます。Ｅさんも同様で、以前は78キロあった体重が63キロに減ったそうです。体重減少のほかにも、夜間頻尿などの自覚症状を抱えていました。

さて、Ｅさんが初めてＶＳＲＡＤ検査を受けたのは、２０１３年10月20日、68歳のときでした。Ｚスコアは０・83の正常範囲内で、年齢を考えると平均的な数値です。

ただ、翌２０１４年１月30日には０・98と上昇し、２０１６年４月18日には１・13と、１を超えてしまいました。

この段階で、イチョウ葉エキスの服用をすすめたものの、Ｅさんはなかなか同意してくれませんでした。「自覚症状もないのに……」というのが予防治療を否定する理由のようでした。

おそらく、糖尿病についても同様に治療をさぼってきたのだと思います。血糖値が高くても痛くも痒くもないから、多くの人が油断して重症にまで進行させてしまうのです。

しかし、それから約2年半後の2018年11月2日にあらためて調べてみると、Zスコアは1・23とさらに上がっています。これ以上上昇していくと危険なため、私は再度Eさんと話し合い、イチョウ葉エキスの服用を開始してもらいました。

その後の経過を辿ると、EさんのZスコアは2019年12月2日には1・20、2021年1月18日には1・22となっています。このレベルで改善と微増を繰り返していれば、アルツハイマー病の発症を防ぐことができるのではないかと考えています。

重要なのは、MCIと診断されているこの時期です。一生ここから動かないでいられるならば、なんら問題はありません。しかし、この時期に何もしないでいれば、いよいよアルツハイマー病になってしまいます。

繰り返し述べますが、アルツハイマー病には、「症状が出たら真剣に考えよう」

は通用しません。Eさんの賢明な判断に、私は胸をなで下ろしているところです。

【事例6】透析を回避し、アルツハイマー病とも無縁の生活を送る男性

「糖尿病のある人はアルツハイマー病に罹りやすい」。このメカニズムを正しく理解している糖尿病の患者さんは、とても真剣にアルツハイマー病の予防に取り組みます。

70代の男性、Fさんはその典型です。

Fさんは会社経営者でバリバリ働いてきましたが、40代という若さで糖尿病を指摘されてしまいました。母と兄と弟も糖尿病ということですから、体質的な面も影響したのでしょう。

糖尿病の恐ろしさをよく知っているFさんは、有名大学病院で治療を受けてきた

ものの改善が見られず、本を読んで私のクリニックにやって来ました。そのとき、Fさんは68歳でした。

食後の眠気や手足の先のしびれといった症状を自覚しているだけでなく、すでに合併症である腎症がかなり進んでいました。糖尿病腎症4期と言われる末期で、普通に考えれば透析は免《まぬが》れない状態です。

しかし、絶対に透析患者にはなりたくないからこそ、私の本を読み、そしてクリニックを訪ねて来てくれたのです。私もその期待に応えようと頑張りましたし、何より、Fさん本人がとても真摯《しんし》に治療に取り組んだ結果、今も透析をせずに済んでいます。

そんなFさんが「絶対になりたくない」と私に訴えたのは、透析に関してだけではありません。透析以上に、アルツハイマー病を恐れているようでした。

そうしたこともあって、来院して間もなくの2014年3月27日に、早速VSRAD検査を受けてもらいました。送られてきた結果を見ると、Zスコアは0・29と同年代の男性と比較しても非常に優秀なものでした。

ただ、2015年5月18日に2回目の検査をすると0・51に上昇しています。このくらいの数値では気にしない人が圧倒的ですが、Fさんはすぐにイチョウ葉エキスを飲み始めるという決断をしました。

正常範囲内の低い数値であっても、1年の間に倍近くに上昇していたことなどから、早めの予防治療に入ったほうが良いだろうというのが、Fさんの考えでした。

その結果、2016年6月14日には0・38とZスコアが改善し、Fさんはたいへん喜んでくれました。

その後、6年ほど間が空いて2022年3月21日に検査したところ、0・48と少し上がってはいましたが、イチョウ葉エキスを服用する前の0・51よりも低く、年齢を考えても安心できる数値です。

糖尿病腎症4期で透析を避けられたFさんは、「自分はアルツハイマー病にも絶対にならない」という自信を深めているようです。

【事例7】介護経験から自分事として早々に予防治療を始めた女性

今は80代のGさんは、50代の頃から市町村の健康診断で糖尿病を指摘されていたものの、ほとんど放置してきました。なんら自覚症状はないし、専業主婦として家族のことが最優先で、自分のことは後回しだったからです。女性には、こうした理由で病気を悪化させてしまう人が多いのです。

さらに、Gさんは同居している義父母の介護も担っていました。2人とも認知症で、なおかつ義父は長生きしたため、その介護はとても大変だったようです。

そうしたことから、自分だけは絶対に認知症にはなりたくないと考えていました。「同じ思いを子どもたちにさせたくない。認知症に比べたら糖尿病くらいどうってことない」というのが、当時の口癖だったそうです。

ところが、たまに行く病院で「アルツハイマー病と糖尿病には深い関係がある」という話を聞いて、たいへんなショックを受けました。家族のために自分のケアを後回しにしていた結果、家族に迷惑をかけることになりかねないと知ったからです。

そうして、やっと本気で治療に取り組もうと私のクリニックにやって来たときには、Gさんは70代になっていました。

調べると、血糖値のコントロールは当然良くなく、合併症の腎症も始まっていました。ただ、初期のため「この腎症は治すことができますよ」と伝えると、とてもほっとした表情を浮かべていました。

腎症をひどくしてしまえば透析が必要になるので、まだ軽症の段階で私のところへ来てくれたことは、とてもラッキーだったと思います。

もちろんのこと、アルツハイマー病を心配するGさんにはVSRAD検査を受けてもらいました。2013年10月11日の検査結果は、Zスコア0・45。当時Gさんは72歳ですから、平均的数値で問題はありません。翌2014年7月21日の検査でも、0・44でした。

ところが、その4年後の2018年10月15日には、0・51と少し上昇していました。これも、年齢を考えれば、さほど心配はいりません。しかし、Gさんは介護の苦しみを知っています。なんとしても子どもたちに同じ思いをさせたくないのです。強い意志で、この段階からイチョウ葉エキスを服用することになりました。

服用を続けて約3年後の2021年5月21日に調べてみると、Zスコアは0・47と見事に改善。さらに2022年4月18日には、0・40とより減少しています。「透析もアルツハイマー病も、ここに来たから予防できた」と、Gさんはたいへん喜んでくれています。

手先を動かす「作業療法」に取り組む

ここまで、アルツハイマー病の予防に熱心に取り組み、その効果を享受した7名の患者さんの事例を紹介してきました。そのなかでもふれた「手先を細かく動かす運動（＝作業療法）」について簡単に述べましょう。

アルツハイマー病の根本治療はありませんが、その進行を少しでも遅らせるために、医療現場では「**作業療法**」が取り入れられています。

日本作業療法士協会の定義によれば、**作業療法とは「人々の健康と幸福を促進するために、医療、保健、福祉、教育、職業などの領域で行われる、作業に焦点を当てた治療、指導、援助」**となります。

その作業は、対象となる人にとって目的や価値を持つ生活行為を指し、対象者は事故や脳血管障害などによる身体障害や脳の障害、統合失調症などの精神障害、発達障害など多岐にわたり、認知症もこれに含まれます。

対象者が多岐にわたっているため、取り入れられる作業もさまざまです。また、個人によっても違いはありますが、アルツハイマー病の場合、日常生活に密着した作業が中心となります。

たとえば、**入浴、着替え、調理、洗濯、排泄**……といった生活をする上で必要不可欠な行為をできるだけ自分で行なうことができるようにはたらきかけます。それによって、自立した生活が目指せるだけではなく、社会とのつながりが保たれ、心身の機能維持も期待できます。

さらには、**絵を描く、塗り絵をする、楽器を演奏する、パズルを解く、編み物をする、小物を作成する……**など趣味の領域について、さまざまな作業にトライしてもらいます。

楽しみながら脳を刺激するこうした作業によって、アルツハイマー病の進行を遅らせる効果が得られるだけでなく、塞《ふさ》ぎ込まずに前向きな日々を送ることにもつながるはずです。

こうした作業療法の考え方は、ＭＣＩ（軽度認知障害）の人はもちろん、今は病気をしていない健康な人であっても日々取り入れる価値はあるでしょう。今は、認知症を専門とした医療機関も増えており、さまざまな試みをしています。普段から、このような情報に敏感でいることも、アルツハイマー病に打ち勝つためには必要です。

【薬物治療の可能性1】経鼻インスリン

続いて、アルツハイマー病の最新治療について、重点的に述べていきましょう。

実際にアルツハイマー病と診断されたり、進行が進んでしまった場合にも、あきらめてはいけません。今、世界中で薬物治療の可能性が模索されています。

60ページでもふれたように、私たちの身体には「血液脳関門」という仕組みがあり、血液中のおかしな成分がやたらと脳に向かわないようバリアで守られています。ただ、情報伝達物質として重要なはたらきをするインスリンは別で、健康な状態ならこのバリアを通過して脳に届きます。


ところが、インスリン抵抗性が起きてしまうとバリアを通過できなくなり、脳のインスリンが不足してアルツハイマー病を呼び起こします。つまり、アルツハイマー病の治療として、まず考えられるのが、不足した脳のインスリンを補充することです。

しかしながら、インスリン抵抗性が起きていれば、いくらお腹にインスリン注射を打っても、血液脳関門を突破できずに脳にはなかなか届きません。それに、インスリン注射を過剰に打てば、今度は重度の低血糖が起きて生命が危険に晒されます。

そこで、注目されたのが「**経鼻インスリン**」という鼻から吸うタイプのインスリンです。

もともと経鼻インスリンは、注射でインスリンを補充することが難しい糖尿病患者のために開発されました。

インスリンはタンパク質の一種なので口から飲むとアミノ酸に分解されてしまい、インスリンではなくなってしまいます。そのため、内服薬にするのは不可能で、もっぱら注射で補充しています。ただ、うまく注射ができないケースもあり、鼻から吸う方法も取られていたわけです。

しかし、インスリンの効果が安定せず、糖尿病治療のための実用化には至りませんでした。一方で、この経鼻タイプであれば、少しずつ、かつ脳に近いところから吸収できるため、アルツハイマー病に効果があるのではないかと考えられるようになったのです。

実際に、すでに２０１１年に、アメリカで臨床試験が行なわれています。

その試験は、アルツハイマー病初期、あるいはＭＣＩ（軽度認知障害）の人を対象に、経鼻スプレータイプのインスリンを４か月間にわたって毎日吸引してもらい、半年間経過観察するというものです。

すると、低容量の経鼻インスリンを吸引したグループの８割は、１つの物語の内容を20分後も持続的に記憶していられたのです。また、高容量のインスリンを吸引したグループでは、記憶の改善は見られなかったものの、認知機能の改善が認められました。

その後も、さまざまな機関で経鼻インスリンの効果が調べられており、２０１９年のアルツハイマー病協会国際会議では、ウェイクフォレスト医科大学や南カリフォルニア大学の研究者らによって、さらに進んだ試験結果が発表されました。

こうした研究を重ねていくことで、どれくらいの容量のインスリンを、どのようなタイミングで投与していけば最も効果が得られるのかといったことも、いずれ明らかになるでしょう。

【薬物治療の可能性2】DPP－4

糖尿病治療薬の1つに、「DPP－4阻害薬」というものがあります。

私たちが糖質を摂ってブドウ糖が小腸から血液中に吸収されると、インクレチンというホルモンが出て膵臓にはたらきかけ、インスリンの分泌を促します。

ただ、インクレチンはDPP－4という酵素によってすぐに分解されてしまいます。そこで、その酵素のはたらきを抑えてインクレチンを長く存在させ、インスリン分泌を増やそうというのがDPP－4阻害薬の仕組みです。

この薬は、食後の血糖値が上がりそうなときだけインスリンの分泌を促進するもので、糖尿病治療薬として、日本で最も頻繁に処方されています。近年、このありふれた薬に、アルツハイマー病の治療効果があるのではないかと考えられるようになりました。

韓国の延世大学校医科大学の研究チームが、記憶力や思考力の低下を感じて受診した平均年齢76歳の男女282名を対象に調査を行ないました。対象者282名のうち、141名は糖尿病患者ではなく、残り141名は糖尿病患者でした。かつ、糖尿病患者141名のうち、70名はDPP－4阻害薬を服用しており、71名は服用していませんでした。

そして、糖尿病患者に脳スキャンを行なった結果、DPP－4阻害薬を服用していた患者については、服用していなかった患者に比べ、脳内のアミロイドβ量が少ないことがわかったそうです。

さらに、全員にミニメンタル・ステート（MMSE）検査を行ない記憶力と思考力を調べたところ、およそ2年半で、DPP－4阻害薬を服用していなかった糖尿病患者グループが平均1・65ポイント低下、糖尿病ではないグループが平均1・48ポイント低下したのに対し、DPP－4阻害薬を飲んでいる糖尿病患者グループは、平均0・87ポイントの低下に留まったという面白い結果になりました。

このことから、この研究チームは、**「糖尿病の治療薬が脳の認知機能の低下を抑制す**

るのに有益な可能性があること」を指摘しています。ただし、「それを証明するためには、今後もより精度の高いランダム化比較試験が必要であること」も付け加えています。

まだまだわからないことが多い研究段階ではありますが、糖尿病とアルツハイマー病の発症メカニズムが同じということを考えれば、糖尿病の薬がアルツハイマー病になんらかの効果を示すことは納得がいきます。

少なくとも、現在この薬を処方されている糖尿病患者の場合、アルツハイマー病を予防する可能性もありますから、一石二鳥と言えますね。

【薬物治療の可能性3】メトホルミン

糖尿病治療薬の中でも、とくに安価で多くの国や地域で用いられているのが「**メトホルミン**」です。この薬に認知症の予防効果があるという研究報告を、オーストラリアのガーヴァン医学研究所が行ない、医学誌『Diabetes Care』のオンライン版に論文が掲載されました。

同研究所は、70〜90歳の1037名を対象に、6年間の追跡調査を行ないました。対象者は全員、自宅で生活していて認知症の兆候は見られなかった人たちです。ただし、そのうち123名が2型糖尿病患者で、67名はメトホルミンを服用していました。

6年間の観察中、認知症を発症した割合を調べてみると、メトホルミンを服用していなかった糖尿病患者は、驚くべきことに服用していた患者の5倍も高かったそうです。

また、対象者全員に、記憶力、実行力、注意力、言語など多くの認知機能を測定するテストを2年ごとに行なった結果、メトホルミンを服用している患者は服用していない患者に比べ、認知機能の低下が遅く、認知症のリスクが低かったことが明らかになりました。さらには、糖尿病患者ではない人たちと比較しても認知機能の低下に差は生まれなかったということです。

メトホルミンは、インスリン抵抗性が起きている身体に対し、インスリンへの感受性を高めるようはたらきかけます。そのため、脳で起きているインスリン抵抗性にも効果があることは充分に考えられます。

この薬は60年間にわたり世界中で使われていることから、その安全性は証明されています。さらに、アルツハイマー病にも効果があるとすれば、長寿高齢化社会を生きる私たちの大きな希望となるでしょう。

実は、昔から用いられてきた古くさい高血圧の薬が、慢性腎臓病の特効薬となり得ることが最近わかりました。こうしたことはたまにあるので、アルツハイマー病の薬についても、新薬を開発する努力はもちろんのこと、既存の薬について精査していくことも必要になるでしょう。

おわりに　夢を持って楽しくアルツハイマー病を予防する

私の母は93歳まで生きましたが、80代半ば頃からアルツハイマー病の症状が出て、最後は私のことをまったく認識できない状況に置かれました。そんな母を見るのは、とてもつらいものがありました。

だから、あなたが抱いているアルツハイマー病への恐怖が、私には痛いほどよくわかります。

もっと前に、本書で述べてきた方法や知識が私に与えられていたら、母のアルツハイマー病も予防ができたのにと悔しい思いがあります。

一方で、私の父は86歳で亡くなるまで、記憶力・思考力ともしっかりしていました。父は、女優の三田佳子さんの大ファンで、テレビで見るとそれは嬉しそうにしていましたし、映画館にもよく足を運んでいました。

こうした両親から私自身が学ばせてもらったことを、最後にお伝えします。

アルツハイマー病に絶対にならないためには、脳の検査（ＭＲＩ検査とＶＳＲＡ

D検査）を定期的に受けて確実に早期の兆候を見逃さず、日々の生活を最高に楽しく過ごすこと、これに尽きます。

本書を読んでくださったあなたは、すでにその方法を理解しているでしょう。本書ではいろいろ恐ろしい話も取り上げましたが、強力な武器を得た今、あなたはもう大丈夫です。どうか、安心してください。

遠い祖先の時代から人類は、少しでも長く生存するための戦いを続けてきました。そして、ついに１００歳という長寿が可能になりました。

そうした努力を踏みにじるかのようなアルツハイマー病に、私たちは負けるわけにはいきません。

本書で紹介した方法で、絶対にアルツハイマー病に負けることなく、１００歳までの人生を楽しく生き抜きましょう。

２０２３年６月

牧田善二

【著者プロフィール】

牧田善二（まきた・ぜんじ）

1979年、北海道大学医学部卒業。地域医療に従事した後、ニューヨークのロックフェラー大学医生化学講座などで、糖尿病合併症の原因として注目されているAGEの研究を約5年間行なう。この間、血中AGEの測定法を世界で初めて開発し、「The New England Journal of Medicine」「Science」「THE LANCET」等のトップジャーナルにAGEに関する論文を筆頭著者として発表。1996年より北海道大学医学部講師、2000年より久留米大学医学部教授を歴任。2003年より、糖尿病をはじめとする生活習慣病、肥満治療のための「AGE牧田クリニック」を東京・銀座で開業。世界アンチエイジング学会に所属し、エイジングケアやダイエットの分野でも活躍、これまでに延べ20万人以上の患者を診ている。

著書に『医者が教える食事術 最強の教科書』（ダイヤモンド社）、『糖質オフのやせる作りおき』（新星出版社）、『糖尿病専門医にまかせなさい』（文春文庫）、『日本人の9割が誤解している糖質制限』（ベスト新書）、『人間ドックの9割は間違い』（幻冬舎新書）、『20万人を診た老化物質「AGE」の専門医が教える 老化をとめる本』（フォレスト出版）ほか、多数。

糖尿病専門医だから知っている
アルツハイマー病にならない習慣

2023年6月24日　　初版発行

著　者　牧田善二
発行者　太田　宏
発行所　フォレスト出版株式会社
〒162-0824 東京都新宿区揚場町2-18　白宝ビル7F
電話　03-5229-5750（営業）
　　　03-5229-5757（編集）
URL　http://www.forestpub.co.jp

印刷・製本　中央精版印刷株式会社

ISBN978-4-86680-231-2　Printed in Japan
乱丁・落丁本はお取り替えいたします。

牧田善二先生の好評既刊！

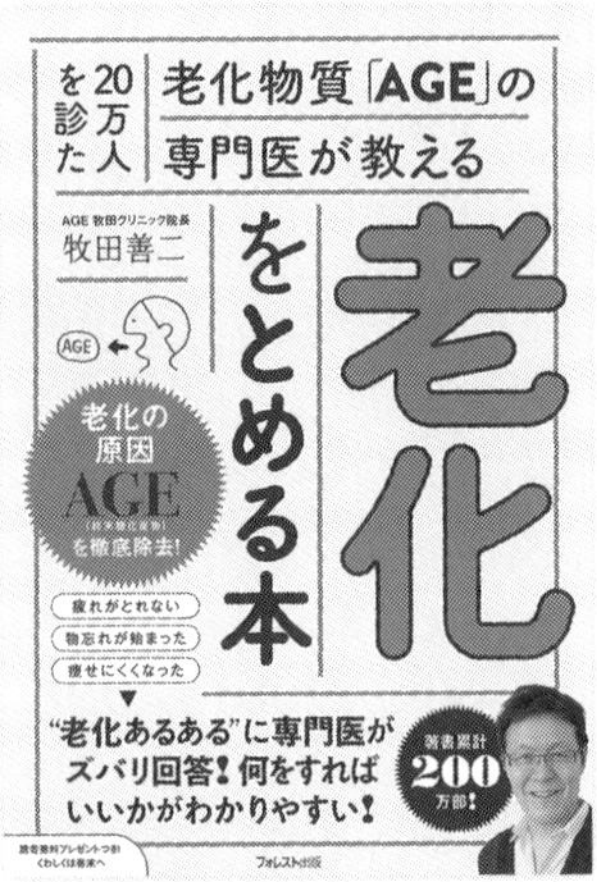

20万人を診た
老化物質「AGE」の
専門医が教える
老化をとめる本

牧田善二 著

定価1,540円（本体1,400円）⑩

老化物質「ＡＧＥ」とは、タンパク質や脂質と糖が結びついてできる糖化した物質のこと。わかりやすくいえば、体についた「コゲ」です。私たちの体は水分と脂肪を除くと、ほとんどがタンパク質でできており、ＡＧＥはタンパク質に悪影響を与えます。体の老化を加速させ、心臓病や脳卒中を招く動脈硬化、がん、骨粗しょう症、認知症、そして肌のシミやシワといった老化のあらゆる場面でＡＧＥが関わっているというのです。しかし、日常生活でＡＧＥを避けたり、減らしたりすることでその害を防げます。つまり、体の老化を遅らせることができるのです。

本書では「最近、ちょっと老けたかな」と老化を自覚しはじめた人や、老化に伴う体調不良や将来の健康が気になる人に向けて、ＡＧＥへの対処法を中心に「老化をとめる」方法をイラストや図を交えてわかりやすく解説。超具体的、実践的で今日から始められる内容が詰まった１冊です！